JN056016

医薬品ビジネスの実践

黒山祥志　福嶋伸容

東京図書出版

はじめに

　日本の医薬品産業は、政府による医療費抑制の方向性とイノベーションの促進による健康増進という二つの相反する目的を追求する時代に突入した。製薬企業は高収益のモデルへと進化し、イノベーションに対するさらなる投資への好循環を作り出すことが大きな課題となっている。拙書は、筆者らの製薬企業における経験に基づき、医薬品産業のマーケティングから最強の営業組織の作り方まで、このような難しい時代を勝ち抜くためにビジネスパーソンにとって手軽な参考書となることを目指し、医薬品産業において日々精進を続ける仲間で執筆した。医薬品産業の将来を真摯に考える人達の参考になり、そして読者の皆さんの今後の活力となることを期待する。

　2021 年 3 月

　　　　　　　　　　　　執筆者：黒山祥志、福嶋伸容

目次

医薬品ビジネスを取り巻く環境 (黒山)

Key word

GDP、国債、医療費高騰、高齢者問題、政府の医療費の抑制、イノベーション促進

　この章では、日本の医薬品産業を取り巻く環境について解説する。医薬品産業はそのほかの産業よりも、国の経済状況と密接に関わりのある産業である。なぜなら、国の年間医療費（約40兆円）の源泉として、我々自身の負担（年齢によるが1〜3割負担）、健康保険組合からの負担（年齢によるが7〜9割負担）に加えて、高額医療費や指定難病（国が費用の補填をしている難治性の疾患）などにかかる費用を、国民の税金から社会保障費として約11兆円を支出しており、そのため、国の経済状況が、政策立案者側の決定に大きく影響するからである。ゆえに、医薬品ビジネスを解説する前に、まずは国の経済状況を少し解説する。日本の経済状況は上向きなのか？　この問いの答えは、COVID-19の影響がある前は、上向きであったと言える。なぜなら、過去20年間のGDP（国内総生産）がほぼ安定した約500兆円を推移していることに加え、海外とのモノやサービスの取引金額のプラスマイナスを表す経常収支は、2019年は約20兆円のプラスであり対前年4.4％増であったからである。一方、米国は、

3

貿易収支として約60兆円のマイナスである。そのことが、トランプ大統領の対中国経済制裁（関税率を上げる）などにつながっているのだろう。では、なぜ、多くの国民は、日本は不景気であるという感覚を持っているのか？　私見ではあるが、国の借金が膨れ上がりつつあるということ、そして、国の借金は過去最高であり1,000兆円を国として抱えているというマスコミによる情報発信がそうさせていると考えている。そのこと自体は、事実である。しかし、日本の将来について悲観しすぎる必要はなく打つ手は必ずあると筆者らは考える。国債について、ここではもう少し解説したい。なぜ、国は、国債を発行し借金をし続けるのだろうか？　その答えは、明確である。国の年間の歳出は約100兆円であるが、歳入は約70兆円（主な収入源：所得税、消費税そして法人税）しかなく、足りない約30兆円は毎年国債を発行し借金を増やしているためである。具体的に言うと、その内訳は、社会保障、地方交付税・交付金、公共事業、文教費や防衛費などに使われていることに加えて、約30兆円は、過去に発行した国債の利子や原本への支払いに充てられているのである。つまり、主に過去の借金にかかる費用を払うために、新たな借金をしているという構図なのである。根本的な課題は、政府が国の収入増を消費税率Upに頼り、法人税収入が約13兆円と一向に増えてこないことだと考える。ここでは、横道にそれるため、法人税を上げるための各国の努力そして日本がやるべきことについては、省略する。

4

　ここから、医薬品産業の話を始める。なぜ、いま、政府は医療費の抑制に躍起なのか？　答えは、明確である。医療費は毎年増え続け2019年度は約42兆円に達した。そのうちの薬剤費は、9.4兆円である。そして、この医療費および薬剤費は、何も手を打たないと増え続けることが想定される。背景としてあるのは、国民の人口は継続して将来に向け減り続けるが、65歳以上の高齢者の割合は、2030年には約3割に達し、65歳以上の世代は、若い世代より医療費がかかることが想定されるということである。そして、9.4兆円である薬剤費も、現在は分子標的薬（免疫チェックポイント阻害薬など）や細胞療法（CAR-T療法など）などの革新的な薬剤が市場に導入されており、革新的であるがゆえにどれもが薬価の高い医薬品であるため、こちらも手を打たないと薬剤費は高騰するばかりである。ひとつの例をあげると、2019年5月に承認された白血病など血液のがんで高い治療効果が見込まれる「キムリア（CAR-T療法）」は、1回の投薬で、3,349万円もする。この白血病治療薬は公的な医療保険で現在カバーされており、他の製薬企業も、次世代のCAR-T療法を、日本国内においても市場導入する準備を進めている。国による高い薬価をつけさせない継続的な努力（厳格な薬価算定そして2年に一度の薬価改定）やジェネリック医薬品の使用促進は、その医療費維持・削減策の打ち手の一つであることは言うまでもないが、これも、国民の健康増進の観点からは、矛盾する点が含まれる。製薬企業に革新的な医薬品を

出す努力を促すためには、政府は、そのイノベーションに見合った魅力的な薬価を革新的な薬剤（先ほどの例で言うとキムリア）には与えないといけない。また、承認を加速するレギュラトリーの道筋などのルールを製薬企業へ提供しないことには、イノベーションは促進されない。このように、イノベーションの促進と医療費の抑制の2つの相反することを、同時に促進しなければいけないジレンマに日本政府は頭を悩ませている。ここで、医薬品の承認審査機関である独立行政法人医薬品医療機器総合機構（PMDA）によるイノベーション促進の一手である先駆け審査指定制度について、少し触れておく。この制度は、一定の要件を満たす画期的な新薬候補について、開発の比較的早期の段階から先駆け審査指定制度の対象品目に指定し、薬事承認に係る相談・審査における優先的な取り扱いをすることで、世界に先駆けた画期的な新薬を早期に承認させようとするものである。ここでいう一定の要件とは、主なものとして、生命に重大な影響がある重篤な疾患であること、根治療法がなく、症状（社会生活が困難な状態）が継続している疾患であり、かつ、世界に先駆けて承認申請をする予定のものであるという条件である。このように、国も、イノベーション促進のためのある一定の努力は継続して行っている。日本政府による継続的なイノベーション促進策の提案を期待してやまない。

　次に日本の医薬品市場の成長率についても説明する。米国の調査会社 IQVIA が2019年1月29日に発表した最新の医薬

品市場予測レポート「The Global Use of Medicine in 2019 and Outlook to 2023」によると、2018年の日本の医薬品市場の規模は864億ドル（日本円にすると約9.4兆円）であり、14〜18年の5年間の市場成長率は年平均1.0％で、先進10カ国の中で最低であったとのことである。一方、最大市場の米国は4,849億ドルで、過去5年の年平均成長率は7.2％。そのほかの先進国も軒並み年平均4〜6％程度の成長となる中、成長率が1％台にとどまったのは日本とフランスだけであった。そして、将来については、IQVIAの予測によると、19〜23年の日本市場の成長率はマイナス3〜0％と予測。先進国はいずれも、過去5年間に比べて今後5年間は成長が鈍化する見通しだが、マイナス成長が見込まれるのは日本とフランス（マイナス1〜2％）だけなのである。これは、2年に1回の薬価引き下げに加えて、日本市場のマイナス成長の要因である後発品の使用拡大が主な原因であるとのことであった。

　ここまで述べたように、国としてイノベーションの促進と医療費の抑制という相反する二つのバランスを取りながら最適化しなければいけない難しい時代に直面しており、製薬企業にも、賢く競争力をつけるための努力・リーダーシップが求められている。この製薬企業の努力については、最後のまとめの章で述べることとする。ここまで、医薬品産業が面しているチャレンジを解説した。

海外とのモノやサービスなどの取引状況
を表す経常収支の黒字は前年比4.4%増
の20兆597億円(USは、60兆円の赤字)

日本のGDPは、過去20年間ほぼ変わら
ず500兆円前後

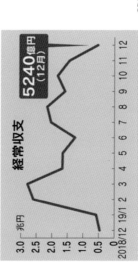

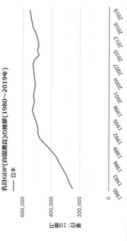

名目GDP(自国通貨)の推移(1980〜2019年)

単位：10億円

600,000

400,000

200,000

0

1980 1983 1986 1989 1992 1995 1998 2001 2004 2007 2010 2013 2016 2019

— 日本

GDP：国内で一定期間内に生産されたモノやサービスの付加価値の合計額

Source: Nikkei Online https://www.nikkei.com/article/DGXLASFL07HQZ_X00C20A2000000/

日本の経済状況（COVID-19のインパクト前）は、上向き？

8

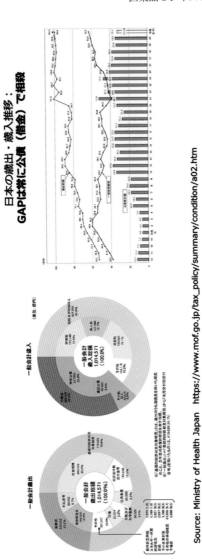

Source: Ministry of Health Japan　https://www.mof.go.jp/tax_policy/summary/condition/a02.htm

令和元年の歳出・歳入内訳

国が発行する

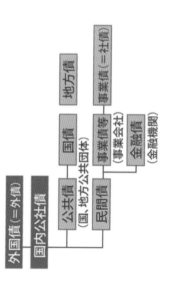

外国債（=外債）

国内公社債
- 公共債（国、地方公共団体）
  - 国債
  - 地方債
- 民間債
  - 事業債等（事業会社）
    - 事業債（=社債）
  - 金融債（金融機関）

国債は、誰が発行し、誰が買う？

日銀と国内民間銀行が主な買主：国債（約1000兆円）の買主が、日本所属の企業なので、政府は安心している

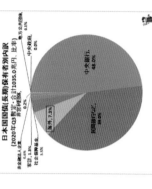

日本国国債(長期)保有者別内訳
(2020年Q3暫定・合計1035.0兆円、比率)

- 中央銀行、48.0%
- 民間銀行など、28.6%
- 海外、7.3%
- 社会保障基金、5.5%
- 家計、1.3%
- 非金融法人企業、0.0%
- その他金融機関、0.2%
- 非営利団体、0.2%
- 中央政府、0.0%
- 地方公共団体、0.1%

Source: 日本の国債の保有者内訳をグラフ化してみる(最新)
http://www.garbagenews.net/archives/2126503.html

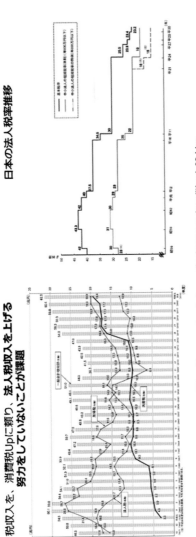

Source: Ministry of Health Japan　https://www.mof.go.jp/tax_policy/summary/condition/a02.htm

税収の内訳

2018年度に医療機関に支払われた概算医療費は、前年度より3000億円増えて42兆6000億円（国民医療費は、9.4兆円）となり、2年連続で過去最高を更新

概算医療費の推移

(兆円)

● nippon.com

厚生労働省「医療費の動向」を基に編集部が作成

Source: Cabinet Office　https://www8.cao.go.jp/kourei/whitepaper/w-2012/zenbun/s1_1_1_02.html

年齢区分別将来人口推計

なぜ、政府は医療費抑制に走る？

日本の医薬品市場の特殊性 (黒山)

Key word

国民皆保険制度、診療報酬点数、薬価、専門医・非専門医の混在、欧米との医療制度の違い、SOV（Share Of Voice）神話

　ここでは、医薬品市場の特殊性について筆者の私見を述べる。日本の医療においては、国民皆保険制度のもと、診療報酬点数と薬価の2つによってヘルスケアの市場は形成されている。診療報酬点数は、医療保険から医療機関に支払われる治療費のことである。1点10円で、すべての医療行為について点数が決められており、医療器具や診断そして医師の診療などの病院側コストが捻出されている。一方、薬価は、医薬品の値段である。この2つの非常に分かりやすい仕組みの下、日本では、医師免許を持ちさえすればすべての医師は、その専門領域にかかわらず、いずれの疾患も診療でき、そして薬剤の処方ができ保険償還も伴っているという国である。このことこそが、日本の特殊性だと考える。一つの側面である国民の医療へのアクセスという観点においては、優れている。このことは、日本の人口（2020年時点；1億2700万人）は、世界で10番目なのに日本の医療用医薬品の市場は、世界2～3位であることからも計り知れる。医療へのアクセス

で恵まれていることを表すその他の事例として、世界で医療技術評価（Health Technology Assessment：HTA）を適用している国の例も挙げる。その前に、HTAについては、もう少し解説を加える。HTAとは、医療技術の使用にかかるコストと、そこから生み出される健康上のメリットを評価し、保険医療にかけられるコストを決定していく科学的プロセスを指す。そのゴールは、医療システムの効率を高めることであり、医療技術には、医薬品や医療機器のほか、医療者によって提供される手技なども含まれる。日本では、2016年から13品目の薬剤と医療機器の保険適用価格の調整に試行的に実施されてきた。対象になったのは、C型肝炎ウイルス治療薬や免疫チェックポイント阻害薬に加え、循環器関連の医療機器など高額な医療技術である（右表）。

　具体的には、QOLの保たれた寿命を1年延ばすためにかかるコストを算出して、それが500万円を超えるか否かで、それ以上かかるならば、薬価を段階的に引き下げるなどの評価を行うというもの。実際、2018年の薬価改定において、この評価の結果が価格調整に使われた。2019年度から本格的に適用範囲が広げられることとなった。費用対効果の考え方を取り入れることで、治療にかかる保険適用の方向性は大きく変わり得ると言われている。今後、「費用対効果」を軸に、日本の医療保険の仕組みは大きく変わっていくことになる。ここで、イギリスの事例を紹介する。イギリスは、

	医薬品（7品目）		医療機器（6品目）	
類似薬効（機能区分）比較方式	ソバルディ（ギリアド・サイエンシズ）		カワスミNajuta胸部ステントグラフトシステム（川澄化学工業）	胸部大動脈瘤
	ハーボニー（ギリアド・サイエンシズ）	C型慢性肝炎	アクティバRC（日本メドトロニック）	
	ヴィキラックス（アッヴィ合同会社）		バーサイスDBSシステム（ボストン・サイエンティフィック ジャパン）	振戦等
	ダクルインザ（ブリストル・マイヤーズ）		Brio Dual 8ニューロスティミュレータ（セント・ジュード・メディカル）	
	スンベプラ（ブリストル・マイヤーズ）			
	オプジーボ（小野薬品工業）	悪性黒色腫等	ジャック（ジャパン・ティッシュ・エンジニアリング）	外傷性軟骨欠損症
原価計算方式	カドサイラ（中外製薬）	HER2陽性の再発乳癌等	サピエンXT（エドワーズライフサイエンス）	重度大動脈弁狭窄症

HTAの試行的導入の対象とされた13品目

（出所：中央社会保険医療協議会薬価専門部会［140回］資料）

G5の一員で言わずと知れた先進国である。過去には、そのHTAシステムのもと、イギリスの国立医療技術評価機構（National Institute for Health and Care Excellence, NICE）は、多発性骨髄腫の治療薬ベルケイドに関して、患者さんに残念ながら効果が無かったケースにおいては、製薬企業がその薬剤費を償還するというルールを課し、薬剤費の抑制を行っていた。また、同じく先進国であるオーストラリアもHTAが施行されている国であるが、世界的に広く使用されている日本発の肺高血圧症治療薬であるウプトラビは、オーストラリアでは現時点において保険償還されていない。その他多くの新薬も、医療費抑制の観点から保険償還がされておらず、医療へのアクセスに課題が見える国である。このように、医療へのアクセスに関しては、日本は、現時点では既存の国民皆保険そして医療保険点数・薬価という仕組みのもと恵まれていることは明らかである。今後も、HTAの導入による多少の変化を伴うとしても、日本は優れた医療へのアクセスが継続されると信じている。

　ここで、もう一つの側面である医療の質の担保についての懸念にも触れる。医療へのアクセスが優れているということは、逆に副作用もある。それは、日本における患者の分散、つまり、多くの施設そして医師が、非専門医として専門ではない病気の診療にあたっているということを引き起こしていることである。さらに言うと、医療水準の担保がなされていないということもありうる。もう少し分かりやすく説明して

いく。日本においては、新医薬品は、一旦承認そして薬価収載され各々の病院で採用・購入されれば、医師であれば誰でも専門領域に関係なく処方でき、先ほども言った通り保険償還がされるシステムである。日本の医療は、同一の疾患の治療においても、専門医が治療している施設もあれば、非専門医が担当している施設もあり、専門医と非専門医の混在が見られる。筆者の経験から実例を挙げると、肺動脈性肺高血圧症（PAH）の患者さんは全国で約1万〜2万人治療されていると言われている。そのような希少疾患にもかかわらず、医療施設として1200施設以上、医師として5000〜6000人の医師が、治療していると言われている。つまり、PAH専門医もいるがその医師数には限りがあり、多くの非専門医が1医師当たり数例の少ない患者さんを治療していることになる。これでは、治療の質を上げるうえでの経験値が高まらないし、医師によるその疾患に対する勉強も進まないと考える。このことが、まさに、日本においては医療へのアクセスの高さとは裏腹に、非専門医においては医療水準が担保されていないことがあると筆者が考える理由である。一方、欧米では、専門医制度が確立し、Center Of Excellence（専門施設）で多くの患者さんが診療されており、ある一定以上の医療水準が担保されている。例を挙げると、米国では、血液がん患者さんに対する同種骨髄移植（同種造血細胞移植とも表現）は、全米のわずか約20施設でのみ、全米におけるほとんどの同種骨髄移植数が実施され、経験値の高い専門医そしてコ

メディカルのスタッフが、最新の設備のもと行っており、高い医療の水準が担保されている。一方、日本においては、日本骨髄バンクの報告によると全国約200施設そして都内だけでも約20施設が、その専門性の高さや治療に対する経験値に関係なく同種骨髄移植を実施しているという事実が存在する。骨髄移植のようなその手技そして移植後のGVHD（移植片対宿主病）や感染症の管理が難しい医療においては、その年間移植数そして経験値が医療の質の向上の上で重要であることは言うまでもなく、医療の質の担保の点では効率が悪い一例であると考える。

　この日本の特殊な医療モデルは、製薬会社のプロモーション活動にも大きな影響を与えている。国内の製薬企業は、多くのMR数（2018年時点で、約6万人）を抱えており、欧米と比べ、SOV（Share Of Voice）の神話がまだ残っている。理由は、先ほど述べたように、日本では、その疾患の専門性にかかわらず、多くの施設の多くの医師が、医薬品の処方権限を持っているからである。そのため、国内の製薬企業は、莫大なMR数を抱え、人海戦術を試み処方権を持つ莫大な数の医師へ適正使用の情報提供をせざるを得なかった。このことは、製薬企業にとっては、人件費がかさみ高収益のモデルを阻む一つの要因である。国からの魅力的な薬価が得られにくくなりつつある新薬発売の現状を考慮すると、既存の多くのMR数を抱えたSOVモデルから、より高収益のモデル（質の高いMR活動に加えて、Digitalのアプローチを駆

使し、MR に過度に依存しないプロモーション）への転換の
はざまの時代を、製薬企業は賢くどのように生きていくかが
問われている。SOV モデル依存からの脱却が、製薬会社に
とっての解決すべき緊急課題である。

医薬品のマーケティング (黒山)

Key word

売れる仕組み、3R、3C、SWOT、4P、KPI、ポーターのファイブ・フォース、ゼロサム・ゲーム、ブルー・オーシャン戦略

　この章では、狭義の医薬品のマーケティングについて解説し、その後、広義のマーケティングについても解説することにする。狭義の医薬品マーケティングの定義を、新製品の上市前後以降のマーケティングと定義する。マーケティングは、日ごろからよく聞く用語である。そして、セグメンテーション、ポジショニング、差別化、SFE（Sales Force Efficiency）の向上、新医薬品の製品化などいろいろな言葉でその要素が説明されてきた。しかしながら、マーケティングを一言で表すと、フィリップ・コトラーが言っているように、結局は売れる仕組みづくりである。

　それがゆえに、マーケティング活動は、マーケティングチームと営業だけが行うものではなく、開発部門も含めて全社的に行うものであり、その会社の社長自らもマーケティング活動の実践者の一員であると言って過言ではない。では、医薬品ビジネスにおける売り上げは、どのように因数分解で

きるだろうか？

　売り上げは、売り上げ＝患者数×患者単価の方程式で説明できる。

　次に、売り上げを上げようとした時、どのような努力が我々はできるのか？　それは、方程式からも一目瞭然である。患者数を増やすこと、そして一人当たりの患者単価を上げること、この二つの努力である。では、具体的に患者数を増やすための努力としては、何があるだろうか？　疾患

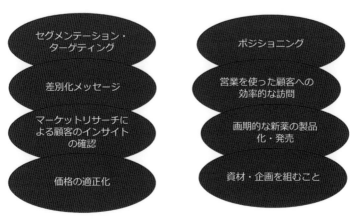

セグメンテーション・ターゲティング

差別化メッセージ

マーケットリサーチによる顧客のインサイトの確認

価格の適正化

ポジショニング

営業を使った顧客への効率的な訪問

画期的な新薬の製品化・発売

資材・企画を組むこと

マーケティングとは？

結局は、売れる仕組みづくり

『コトラー教授「マーケティング・マネジメント」入門Ｉ』（総合法令出版）を参考に作成

| 売り上げ | = | 患者数 | × | 患者単価 |

どのように？
例
- ✓ **市場の拡大** (製品の承認、適応拡大、市場の定義、疾患認知率を上げる, 診断率の向上, 治療クラスの浸透、患者の紹介) etc
- ✓ **競合に勝ち、プロダクトシェアをあげる**(ブランドチョイス)
- ✓ **承認・保険償還の加速**
- ✓ **医療政策的なアプローチ?**

どのように？
例
- ✓ **適正な薬価を取る、薬価ダウンを最小化する**（市場拡大再算定の影響を最小化する。新薬創出加算の取得など）
- ✓ **適正な薬剤使用**(用量、治療の継続) etc
- ✓ **医療政策的なアプローチ?**

医薬品産業における売り上げの方程式は？

啓発、診断技術の普及、そして患者さんの紹介パス（Patient Referral）の確立など色々な打ち手が考えられる。筆者の経験から、一つの例を紹介する。先ほども紹介したように、肺動脈性肺高血圧症（PAH）という疾患がある。全国で1万〜2万人程度いると言われている希少疾患である。この疾患は、特発性、膠原病由来、先天性心疾患由来、そして肝臓の門脈圧亢進症由来の PAH などに分類され、複数の診療科（循環器、膠原病、皮膚科、小児科、呼吸器科そして肝臓内科など）に PAH 疑いで基礎疾患を有する患者さんが受診している。しかし、その確定診断は、循環器内科・呼吸器内科での右心カテーテル検査の肺動脈圧を測定することでされる。そのため、診断率を上げ患者数を増やすためには、膠原病科や肝臓内科などの医師から、PAH 疑いの患者さんを、

循環器内科の医師へ送ってもらうための院内のネットワーキングを疾患啓発しながら確立するというのが、一つの打ち手であった。そのネットワーキングを促進する打ち手としては、一般的なのものであるが、病診（病院と開業医）連携、病病（病院と病院）連携の講演会であり、他科連携の説明会などがある。また、自社品の差別化につながるエビデンス創出を行い、他社製品との差別化を行うことで自社製品のシェア（％）を上げることも、自社品が使われる患者数を増やすための重要な打ち手である。それ以外にも数多くの打ち手があるので、ここでは詳細を述べることは割愛する。

　では、次に、患者単価を上げる努力について、話を進める。患者単価を上げる最初の努力においては、いかに適切な薬価を取るかが第一歩であるので、臨床試験の早期から、適切な薬価を取るための必要なエビデンス創出を戦略的に準備すること、そして規制当局との交渉を戦略的に実践していくことは必須である。その後、適切な薬価が取れ、新製品の市場導入ができた後は、その他どのような努力ができるだろうか？　筆者が経験した抗がん剤ビジネスにおける一つの例を挙げる。多発性骨髄腫の治療薬であるベルケイドという薬剤は、その奏効率の高さとは裏腹に代表的な副作用として末梢神経障害を伴った。発売の当初は、この末梢神経障害による投与の中止という事象が多く起こり、早期の投与中止の事例が少なからず見られた。抗がん剤は、投与を継続することでその効果が最大限発揮されるメリットを患者さんに届ける。

この早期の投与中止は、患者さんの予後を改善するために、解決すべき課題であった。その時の打ち手の一つは、一般的なことであるが、患者のアセスメントシート（資材）などを作成し、医師に末梢神経障害の兆候を患者さんからヒアリングし早期に発見してもらい、早期の用量調整（投与間隔をあけるなどし、投与量を減らす）などで適正使用を推進し、継続投与を促進することであった。患者さんの症状の早期からのアセスメントにおいて、特に副作用が起こる可能性が高い患者群を、事前に臨床試験のデータから特定ができているなら、そのような副作用のハイリスク患者さんがどのような特徴の患者さんで、特にきっちりと症状のアセスメントを行ってほしいという説明を、医師に対してMRからしておくことは非常に重要である。ベルケイドの末梢神経障害の場合は、末梢神経障害の既往歴あり、抗がん剤のビンクリスチンの投与あり、そして糖尿病の合併症ありなどが、当時言われていた末梢神経障害のハイリスク患者群であった。このような患者さんが投与対象である場合は、特にきっちりと症状のアセスメントによる早期の症状の発見、そして用量の調整を医師にしていただくことが重要である。このように、患者単価を上げる努力の一つとしては、適切に患者さんの副作用をマネジメントし、投与を継続してもらうことである。敢えて言うが、その患者単価を上げる製薬企業の努力が、患者さんのメリットと一致していることが重要であることは言うまでもない。それ以外にも数多くの打ち手があるので、ここで

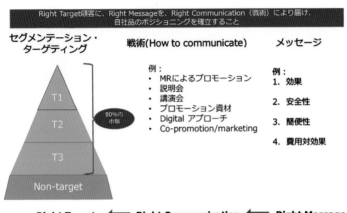

シンプルな狭義の戦略とは？

は詳細を述べることは割愛する。

　次に、この売れる仕組みを効率的に作り上げるための狭義のマーケティング戦略について解説する。売れる仕組みの究極の Goal は、自社品のポジショニングを確立し、継続的に自社品が処方される状況を作り上げることである。では、何故、我々は戦略（選択と集中）に基づいて活動する必要があるのか？　それは、リソース（人・モノ・金）が無限ではないからであることは言うまでもない。狭義のマーケティング戦略の構成要素は、3R（Right Target–Right Message–Right Communication）である。

　客観的なデータに基づく施設そして医師のセグメンテー

ション・ターゲティングによる Right Target、そして処方決定権のある医師の Choice Driver（処方決定要因）を明確化しその Choice Driver に響くメッセージを作成する Right Message、そして最後にその Right Message を Right Target へ正しく伝えるための Right Communication（正しい戦術によるコミュニケーション）からなる。3R の要素について、次から一つ一つ解説する。

　Right Target では、通常 IQVIA 社のデータなどを購入し、まずは、施設単位でのターゲット疾患の市場性ポテンシャルおよび自社品の売り上げシェア、もしくは治療クラスシェア（％）の 2 軸によるセグメンテーションを行うのが一般的である。

　それに加えて、施設のターゲット診療科の医師レベルの対象患者数や治療方針などに関しては、MR が個別に医師やコメディカルのスタッフなどへ確認し、施設レベルから医師レベルまでの詳細なセグメンテーションそしてターゲティングをすることが必要である。次のステップとして、ターゲット医師の治療上のアンメットニーズを、プロービングスキル（質問スキル）を駆使し把握することである。そのうえで、高ポテンシャルだが自社品の低シェア（％）のセグメントは、優先順位高としてリソース（人・モノ・金）を優先的に投下するのである。ここまでが、Right Target で行うことである。そして、このターゲティングの活動で重要であるの

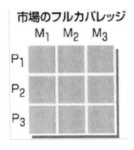

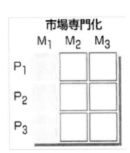

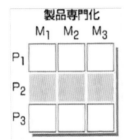

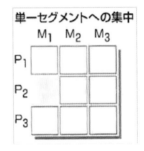

P＝製品　　M＝市場

セグメンテーション・ターゲティングはどのように行うか？

『コトラー教授「マーケティング・マネジメント」入門Ⅰ』
(総合法令出版) を参考に作成

は、ある一定の期間プロモーション活動後、定期的に優先順位の見直し（セグメンテーション・ターゲティングのリニューアル）をすることである。結果として自社品のシェアが上がった施設や医師は、優先順位を下げ、それ以外の苦戦施設や医師の優先順位を上げることが必要となってくる。また、セグメンテーションとターゲティングを実施したにもかかわらず、すべてのセグメントの医師に対してそのほかのセグメントと同様な活動（リソース配分のメリハリがない、同じメッセージを伝える）をするのであれば、そもそもこのセグメンテーションとターゲティングはただの机上の空論であり、無駄であることは肝に銘じる必要がある。優先順位の高いターゲット顧客に対して、他とは違う扱いをすることが、戦略の基本の考えである。

　次に、Right Message について解説する。その前に、ポジ

ポジションとは、顧客から見えている自社の製品やサービスが独自の位置づけのこと。

ポジショニングとは、顧客に対して、差別化を通して自社の製品・サービスの独自の位置づけを持ってもらうこと。

差別化とは、自社の提供物を競合他社の提供物と識別するために、**一連の意味のある違い**をデザインすることである。

ポジショニングとは？

『コトラー教授「マーケティング・マネジメント」入門Ⅰ』（総合法令出版）を参考に作成

ショニングについて、解説する。ポジションとは、顧客から見えている自社の製品やサービスの独自の位置づけのことである。そして、ポジショニングとは、顧客に、差別化を通して自社の製品・サービスの独自の位置づけを持ってもらうことである。差別化とは、自社の提供物を競合他社の提供物と識別するために、一連の意味のある違いをデザインすることである。

　そして、差別化メッセージの浸透を通じて、自社製品のポジションを確立しさえすれば、その医薬品は、継続的に処方される仕組み、つまり売れる仕組みができたと言える。ここまでお話しすると、差別化メッセージの重要性も理解いただけると思う。では、次に、その差別化のメッセージは、どのように作成するのかを解説する。

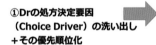

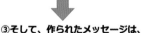

①Drの処方決定要因
（Choice Driver）の洗い出し
＋その優先順位化

1. 効果

2. 安全性

3. 簡便性

4. 費用対効果

②自社製品のエビデンスの整理
＋処方決定要因を打つエビデンスの選択、そしてメッセージ作り

③そして、作られたメッセージは、メッセージ調査を通じて最適化

製品の差別化メッセージはどうやって作る？

先ほど解説したターゲット医師のサンプルに対してまずマーケットリサーチを行い、Choice Driver（処方決定に影響する要因）を明らかにすることから始まる。その上で特定したChoice Driverに刺さるメッセージを、自社製品のエビデンスから抽出する作業を行うのである。具体例を少し紹介する。通常、Choice Driversの優先順位は、有効性、安全性、簡便性の順番であることが多く、筆者の経験した多発性骨髄腫治療薬ベルケイドでは、有効性の中でもCR（完全奏効率）、OS（全生存期間）やTime to Response（効果発現までの期間）などが、優先順位の高いChoice Driversであったため、それに準じたメッセージをエビデンスから抽出し製品メッセージを作成した。そして、メッセージ作成はここで終了するわけではなく、その後、作成した製品メッセージ案は、表現をシンプルに理解しやすくするなどの最適化をするために、マーケットリサーチを通じてターゲット医師からフィードバックをもらいながら、よりシンプルで分かりやすいものに最終化をするのが常であり、このことをメッセージ調査と言う。

　次に、Right Communicationを解説する。Right Communicationとは、Right MessageをRight Targetに伝える戦術の策定と実行のことである。

　代表的なものは、MRのDetailingである。先ほど、Right Targetにおいて優先順位を決めたセグメントに対してMR

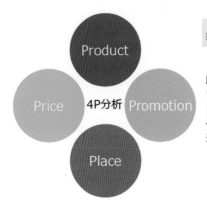

4つのPを考慮し、抜けもれなく戦術を考えることが重要。

顧客に対して**何を（製品）、いくらで（価格）、どこで（流通）、どのようにして（プロモーション）売るのかということを可視化する**ことによって、この4つのPが適正であるかを判断します。

戦術はどうやって考える？

https://boxil.jp/mag/a3111/ を参考に作成

Detail の頻度をセグメント毎の優先順位に応じて変えることが重要であるし、同様に Right Message で決めた幾つかのメッセージの伝える順番をセグメント毎に変えながら MR Detail を効率化することがまずは最初にすべきことである。メッセージの伝える順番に関しては、セグメントによっては、その他のセグメントの医師よりも、有効性に加えて、安全性に重きを置くものもある。その場合は、安全性のメッセージをより強調する必要があるだろうし、また、簡便性により重きを置くセグメントの医師に関しては、同様に簡便性も強調する必要があるだろう。また、現代のような Digital のアプローチが普及する前は、戦術といえば、MR の資材を使った Detail、説明会や講演会が主なものだったが、現在

は、様々な戦術を考える必要がある。Omni Channel（Multi Channel Approach とも言う）のアプローチが、まさに主流となってきており、E-mail による MR によるプロモーションに始まり、医療系のオンラインジャーナルや MR 君（eMR）などのサービスを提供している M3 などのオンライン媒体を介して、ターゲット医師にメッセージを伝える手段もある。COVID-19 の影響での在宅勤務の結果、MR からの Zoom や Skype を使ったターゲット医師とのコミュニケーションの普及が加速してきている。どの Channel が、ターゲット医師に最も効果的に受け入れられるかを考え、効率的にリソース（人・モノ・金）を分配していくかが大切であり、マーケティング・ミックスまさに 4P の出番である。そして、現在の医薬品業界のトレンドは、言うまでもなく、多くの MR によるプロモーションに依存した SOV モデルから、Omni Channel によるプロモーションの量×質×コストへの転換であり、そのはざまに製薬企業はおかれている。医師数の割合に反して少ない MR 数で質の高い営業活動を行ってきた欧米の Best Practice を、日本の製薬企業も積極的に取り入れる段階である。また、今後、従来の海外から医師を招聘した Face to Face 講演会なども、Digital の技術を活用できる時代においては、欧米の海外医師から現地にいながら講演いただくなど、形式より講演の中身が問われる時代へ加速されることは自明である。

　最後に、3R に基づき作成した戦略・戦術がうまくいって

いるか？　を確認する必要がある。もし、うまくいっていない場合は、打ち手の修正もしくは強化の必要があるからである。筆者らは、3R の切り口で KPI を図り、ビジネスの進捗を診断することが重要であると考えている。もし、売り上げ計画が未達だった場合、何を指標に原因分析するだろうか？　この 3R の切り口で診断すると、Target が間違っているのか？　Message がうまく Target 医師に刺さっていないのか？　それとも、Target 医師もメッセージも正しいが、最後の Communication つまり実行力が問題なのかという形でビジネスにおける病巣を診断ができ、その病巣に治療のメスを入れることが出来るからである。そして、Right Communication を達成するためには、過去からの継続による MR や講演会などの量（活動の回数）と質を計る KPI だけでなく、Digital のアプローチも含めた量×質を計る KPI を設定することの重要性が増している。ただ、3R の切り口での KPI の作成が重要であることは変わらない。以上、マーケティング戦略策定のための因数分解として、シンプルな売り上げ＝患者数×患者単価の方程式の切り口で、戦略作成を解説した。

　次からは、もう一つの戦略の因数分解の仕方である Buying Process の切り口で、戦略策定を解説する。図にあるように、新製品のマーケティング戦略を策定する際には、まず、客観的なデータに基づき、Buying Process を策定すると市場の機会を発見できる。

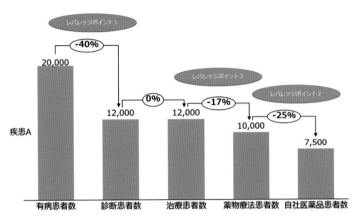

Buying Process の一例：Gap の大きさでレバレッジポイント
の優先順位を決めた例

　その製品のターゲット疾患に関する、その時点における有
病患者数→診断された患者数→治療がされている患者数→自
社品の治療クラス数→そして自社製品処方患者数を、棒グラ
フ化しブレークダウンすると、その製品の価値最大化のため
のボトルネックが見える化できる。その見える化できたボト
ルネックを解決するための打ち手を計画することが、戦略策
定のもう一つのやり方、近道である。図の例では、３つの戦
略的なレバレッジポイントが確認できる。診断率の向上、薬
物療法患者数の増加（治療クラスのシェア Up）、そして自社
医薬品の患者数の増加（ブランドシェア Up）である。優先
順位は、その市場の機会の大きさで決定すると、診断率の向
上→自社医薬品の患者数の増加→薬物療法患者数の増加の順

番になる。しかしながら、その優先順位は、それが短期的な視点なのか？　それとも中長期的な視点なのか？　加えてFeasibility（実現可能性）も考慮し、決定されるべきであることは付け加えておく。このBuying Processによる見える化は、特に、希少疾患などで医師および患者さんの疾患に関する知識が不十分な場合などで、診断、治療が進んでいないという課題を見える化できるメリットがある。そして、もし、診断率が低く課題があるとすると、次にその低い診断率の根底にある真因（真の原因）が何か突き止める必要がある。一般的に、診断率が低い場合は、先ほど述べたように、医療従事者そして患者さんにおける疾患自体の知識が低く、疾患疑いの患者さんが適切にその疾患の専門医へ紹介されていない場合がある。その場合は、患者さんの紹介ネットワークづくり（開業医そして非専門医からの専門医への患者紹介ネットワーク）が有効の打ち手である。それ以外にも、診断方法が確立していない希少疾患では、その診断方法を医療従事者へ普及するところから、診断メーカーと一緒に行うことが打ち手の一つとなってくる。また、診断率だけではなく治療率に課題がある場合もある。ここで、私が過去に経験したC型肝炎ビジネスの事例を紹介する。C型肝炎は、一般の人たちにも当時から非常によく知られている疾患であった。しかしながら、その診断率・治療率の向上という点において、今から７年前は課題があった。理由は、肝臓は沈黙の臓器と言われ、その症状は病気が進行するまで現れない疾患であったか

らである。一般の人に対してＣ型肝炎ウイルスの検査が健康診断で必須ではない健康保険組合もあり、また、Ｃ型肝炎ウイルスが検査で陽性反応であったとしても病状の進展がゆっくりであるため、インターフェロンの副作用を懸念し治療の開始が先延ばしになっているケースも過去はあった。この時の打ち手としては、テレビコマーシャルによるＣ型肝炎の疾患啓発が有効であり、Ｃ型肝炎の新薬を発売している製薬企業が実施していたことは記憶に新しいところである。Buying Process の切り口で、その製品の価値を最大化する上での診断から治療そして薬剤選択までの障壁を見える化し、その障壁を乗り越えるための戦略を策定する方法は、総合的な視点からビジネスをとらえる点において、売り上げ＝患者数×患者単価のシンプルな方程式の切り口よりも有効であると筆者は考える。自社ブランドのシェア獲得だけのマーケティング近視眼にならないためにも、Buying Process での切り口は有用である。

　次に、医薬品のマーケティング戦略の立案のプロセスを、解説する。

　マーケティング戦略の作成は、市場機会の発見→セグメンテーション・ターゲティング→ポジショニング決定→マーケティングミックスを駆使した戦術策定→そして PDC サイクルによる実行というのが標準的なプロセスであり、医薬品のマーケティング戦略も同様なプロセスである。そのため、こ

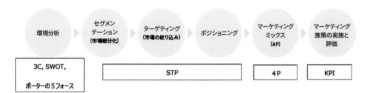

マーケティング戦略立案の流れ

https://www.dentsu-west-j.co.jp/business/marketing/marketingstrategy/

こでは、少し話が逸れるがその過程で出てくる市場機会発見のところを解説する。3C と SWOT は、どのように使うか？

　市場機会の発見を進める上では、基本的に、SWOT のフレームワーク（内的要因の強み・弱み、外的要因の機会・脅威）を使用し、ファシリテーションすることが良い。ただ、このフレームワークだけでは、考える視点として抜け漏れが起こる可能性があるため、3C（顧客、自社、競合）の観点で抜け漏れがないかをチェックするのが良いと考える。そういった意味で、3C 分析は、SWOT 分析を行う際の相互補完のツールとして使えば良い。

　最後に、ハーバード大学のマイケル・ポーターが唱えた競争戦略（ファイブ・フォース）について、簡単に解説する。前章で、マーケティングは売れる仕組みづくりであると説明した。ただし、売れる仕組みづくりだけが、常に企業にとっての正解ではないということを、ポーターは明確に注意喚起してくれている。つまり、いくら売れても利益を上げること

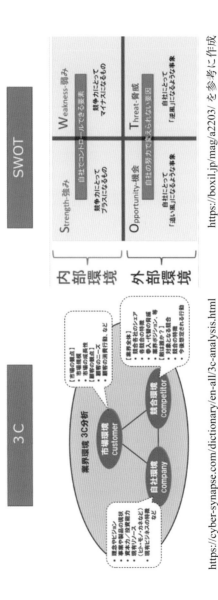

市場機会の発見；3C と SWOT の関係性

https://cyber-synapse.com/dictionary/en-all/3c-analysis.html

https://boxil.jp/mag/a2203/ を参考に作成

が出来なければ、その企業にとって、本当の意味での競争では負けを意味するからである。ポーターは、企業にとっての競争の定義を、売り上げNo.1やシェアNo.1になることを勝利と定義せず、利益を増やすことを勝利という定義へと変えたのである。

　たとえ話で説明すると、自社医薬品の売り上げを増やしたいがために、MR数を現在より数倍に増やし例えば3000名のMR数でプロモーション活動をしたとする。当然、MRによる市場のカバレッジは増え、今よりは少しは売れると想定できる。しかし、高い人件費のMR数を、不釣り合いに増やすことで利益が著しく減少するようでは、企業にとってナンセンス（負け）である。そして、ポーターは、さらに我々の頭を整理してくれた。それが、ファイブ・フォースである。利益とはそもそも何か？　を見える化し、利益＝価格－コストの方程式で表した。

　そのうえで、その価格とコストに影響するのが、ファイブ・フォース（代替品、新規参入者の脅威、買い手の力、既存企業同士の競争、サプライヤーの力）であることを説明したのである。医薬品産業以外の代表的な例は、PC産業におけるインテル（強力なサプライヤー）の影響力であろう。インテルのCPUが、当時市場をほぼ独占し、そして高い価格でPCメーカーにサプライしていたため、コストが高くPC

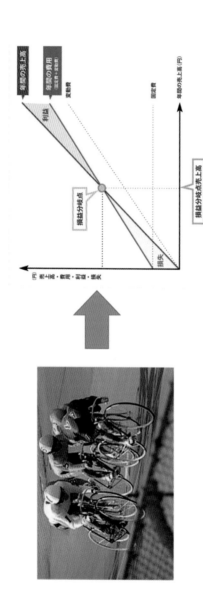

競争の概念を変えろ‼

左画像：Wikipedia「競輪」、右画像：https://my-tax-nology.com/break-even-point

40

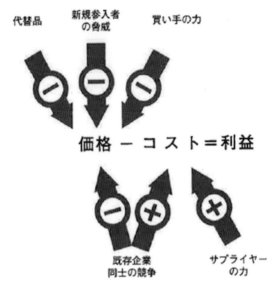

利益を左右する価格とコストを決める５つの要素は何ですか？

『マイケル・ポーターの競争戦略』（早川書房）を参考に作成

本体の価格設定に影響したという事例は有名である。その他、自社製品の価格に影響する事例として、新規参入者の脅威の例を挙げる。Tesla Motors が、電気自動車として、自動車業界に新規参入した事例でもわかるように、元々の自動車産業から生まれた競合で無い場合は、業界の常識は通用しない。ソーラーパネルの開発に始まり宇宙開発に乗り出したTesla Motors CEO のイーロン・マスクにかかれば、自動車業界の既存のルール（価格設定）を変えることは、特に大きなチャレンジではなかった。実際、テスラ・ロードスターは、

日本では1,200万円以上の値段で発売されていた。そして、Tesla の参入後、Google による自動運転車（ウェイモ）の導入など多くのゲームチェンジャーが参入してきたことで、Innovation があれば高価格設定の車が市場に受け入れられるという土壌が出来あがった。これも、新規参入者が既存の価格設定を変えたファイブ・フォースの事例である。

　新規参入者が、既存の価格設定を変えた事例については、似たような事例が医薬品業界にもあるので紹介する。医薬品の薬価が、その事例である。まず、事例を紹介する前に、新医薬品の薬価算定のルールについて、ここで解説する。日本における医薬品薬価の算定方式は、二つに分類される。一つは、その疾患領域にすでに治療薬が存在し、同じカテゴリーの薬剤であった場合は、その薬剤の年間治療コストと同様なコストになるように新医薬品のコスト（薬価）も計算するという類似薬効比較方式である。この方式が適応されると新医薬品は、その既存薬の薬価から大幅に高い薬価がつくことはほぼ無い。規制当局は、新医薬品のほとんどをこの方式に当てはめ、医療費の急激な増加を抑制したいと考えている。もう一つの方式は、原価計算方式である。この方式では、既存の類似薬が無いため、ゼロベースから薬価を計算する必要があり、その新医薬品を製造する上での原価に基づいて積み上げで計算する方法である。この方法が採用されると類似薬効比較方式と比較して、その疾患領域の既存薬よりも高い薬価が与えられる場合が多いと言える。製薬企業各社は、高薬価

を獲得するために、この原価計算方式が採用されるべく既存薬との違い（作用機序など）を証明することに力を入れている現状がある。それは、当然である。そこで、新規参入者が医薬品の価格に影響を与えた事例を紹介する。前にも紹介した「キムリア（CAR-T療法）」のケースである。この治療は、細胞治療という非常に画期的で効果が高く、既存の治療法と比べられない有用性があった。そのため、既存治療薬の価格の枠組みを超えて、１回の投薬で3,349万円の価格がついたのである。このように、医薬品業界においても、新規参入者が革新的であれば、既存の価格設定を破壊できることがあり、ファイブ・フォースで説明できる事例である。その他、買い手の力が価格に影響する事例についても簡単に紹介する。同じ系列のグループ病院による買い手の力を使った流通特約店への価格交渉がある。また、サプライヤーの力がコストに影響する事例としては、例えば、製薬企業が、製品の簡便性を上げるためにプレフィルドシリンジタイプの製品を製造・販売する場合もある。そのような場合は、プレフィルドシリンジのサプライヤーからの購入価格は当然利益に影響を与える因子となり、出来るだけコストを削減したいものである。

　それでは、利益を上げるための実際の努力として、製薬企業において何ができるか？　である。それは、すでに例を挙げたが、価格（医薬品にとっては薬価）を上げる努力と、コストを下げる努力（研究開発のコストや営業・マーケティン

グなどのコストを下げる）に他ならない。医薬品のプロモーション活動に、これまで我々は多くのコストを費やしてきた。何故なら、過去の医薬品産業は、売り上げ No.1 そしてシェア No.1 を目指す、いわゆるゼロサム・ゲームでの過当競争に固執してきたからである。ゼロサム・ゲームについて、少し解説する。ゼロサム・ゲームとは、その市場の伸びが無く、誰かが勝つと誰かが負けるゲームであり、企業が売り上げやシェア No.1 に固執する傾向にあるゲームである。例を挙げると、降圧剤や抗高脂血症薬などの、すでに市場として成熟しており、劇的な伸びが期待できない疾患領域は依然ゼロサム・ゲームであり、売り上げ No.1 やシェア No.1 になれなければ収益の意味でも敗北を意味してきた。ただ、今後の医薬品ビジネスは、ゼロサム・ゲームの市場に拘るのではなく、今後市場が伸びる疾患領域において革新的な医薬品を導入し、市場自体を創造していくビジネスに変革を遂げる必要がある。多くの MR 数をかけた SOV のビジネスモデルから、現在は変換の時期である。このゼロサム・ゲームにおける過当競争と真逆の位置付けにあるのが、ブルー・オーシャン戦略である。ここで、少しブルー・オーシャン戦略を解説する。ブルー・オーシャン戦略とは、INSEAD（欧州経営大学院）教授の W・チャン・キムとレネ・モボルニュが著したビジネス書、およびその中で述べられている経営戦略論である。競争の激しい既存市場を「レッド・オーシャン（赤い海、血で血を洗う競争の激しい領域）」とし、競争のな

い未開拓市場である「ブルー・オーシャン（青い海、競合相手のいない領域）」を切り開くべきだと説いている。そのためには、自分の業界における一般的な機能のうち、何かを「減らす」「取り除く」、その上で特定の機能を「増やす」、あるいは新たに「付け加える」ことにより、それまでなかった企業と顧客の両方に対する価値を向上させる「バリューイノベーション」が必要だと主張している。そのための具体的な分析ツールとして、「戦略キャンバス」などを提示している。ブルー・オーシャン戦略では「『減らす』『取り除く』ことによる低コスト化と『増やす』『付け加える』ことによる顧客にとっての高付加価値は両立し得る」と主張している。戦略キャンバスについて、少し解説を付け加える。戦略キャンバスは、下記の４つの質問に答えることで、その企業におけるトレードオフを適切に行うことが出来る。

Q1：業界の常識として、製品やサービスに備わっている要素のうち、取り除くべきものは何か？

Q2：業界の標準と比較して、思い切り減らすべき要素は何か？

Q3：業界の標準と比較して、大胆に増やすべき要素は何か？

Q4：業界でこれまで提供されていない、今後付加するべき要素は何か？

ブルー・オーシャン戦略を実ビジネスで行っている医薬品産業の事例を紹介する。米国のコネティカット州のニューヘイブンに1992年に設立された Alexion Pharmaceuticals 社である。Alexion 社は、ブルー・オーシャン戦略を地で行く会社である。2007年に、発作性夜間ヘモグロビン尿症における溶血の治療薬としてソリリス点滴静注を、そして2010年に非典型溶血性尿毒症候群における血栓性微小血管障害という極めて希少な疾患の治療薬を、米国において承認そして発売した。その後、日本そしてヨーロッパにおいても承認そして発売され、大きな成功を収めている。まさに、ブルー・オーシャン戦略の実践である。それまで治療薬もなく市場の無かった希少疾患領域に、革新的な薬剤を市場導入し新たな医薬品市場自体を創造したのである。すなわち競争の無い世界を創造したのである。このソリリスは、極めて難治性の希少疾患において代替品がないという付加価値の高さから、2010年まで世界で最も高額な薬剤であった。ソリリスの年間の治療コストは、米国では、当時450,000ドル（日本円で、為替レートによるが約4,500万〜5,000万円）で発売され、Alexion 社は、2010年の売り上げ額が約600億円に迫る大成功した製薬企業となった。成功の背景である Alexion 社の競争力は、その製品の付加価値だけではなく、他のバイオテックカンパニーとは違い、製品の製造・品質コントロール、販売そして医療従事者の対応までフルフレッジで自前のオペレーションをしたことである。そのことにより、希少疾患に

対して患者中心の医療をチームとして医療従事者へ届けたのである。ブルー・オーシャン戦略の合理性ゆえ、Alexion 社の成功に続き、多くの製薬企業はブルー・オーシャンを求め、市場が伸びることが予想され、SOV ビジネスモデルでなく競争の少ないオンコロジー領域や希少疾患領域に参入をしてきたのである。武田薬品による Millennium 社や Shire 社の買収、Sanofi 社による Genzyme 社の買収、そして Johnson & Johnson 社による Actelion 社の買収などが、まさにオンコロジー領域やこの希少疾患領域のブルー・オーシャンへ手を広げるための打ち手であった。このように、多くの MR 数が必要なゼロサム・ゲームから脱却し、オンコロジーや希少疾患領域へ参入し比較的少ない MR 数で対応可能な高収益モデルへと変革を遂げることに各社は躍起である。

　ブルー・オーシャンを主戦場とすることに加えて、Digital のアプローチを含めた Omni Channel を駆使し、戦術にかけるリソースの配分を適正化することで、プロモーションに費やすコストを大きく減らせる余地がある。しかしながら、製薬企業の成功は、パイプラインの充実そして研究開発の努力による早期に革新的な医薬品を市場に導入することに依存していると言っても過言ではなく、その研究開発には、莫大なお金がかかる。利益を上げるというポーターが定義する競争に勝つための知恵を振り絞る努力は、製薬企業にとって当分続く。ここまでで、狭義の医薬品マーケティングの解説を締めくくる。

広義のマーケティングについて (黒山)

Key Word

ポートフォリオマネジメント、臨床試験、EGP（Evidence Generation Plan）、開発戦略、薬価戦略

　ここから、広義の医薬品マーケティングについて解説する。狭義の医薬品のマーケティングでは、主に新製品の上市前後のマーケティングについて、解説した。ここからは、市場導入の数年以上前からのマーケティングについて解説する。まず、ここで頭を整理しておく。医薬品の売れる仕組みづくりの成功は、上市前後の活動だけに依存していない。むしろ、開発の初期段階から、競合他社に対して競合優位性を担保するための努力にも大きく依存している。この市場導入の数年以上前からの製薬企業の努力を、ここでは広義の医薬品マーケティングと定義する。広義のマーケティングの観点から、考えるべき代表的なものは、競合に対する優位性をいかに生み出すか？　である。我々の競争は、新医薬品候補の臨床試験の初期段階から始まっている。競争力をつけるためには、臨床試験のデザイン（Phase I, II, III）を戦略的に設計し、承認までの期間をいかに短縮できるかに始まり、承認段階でのプロモーションに必要なデータを、臨床試験やそのほかの打ち手を駆使し、いかに準備するかにかかってくる。

それに加えて、上市前に行うべき疾患啓発のための Medical Education、KOL（Key Opinion Leader）やスピーカーの育成などは、医薬品業界ではすでに常識的に行われているので、ここでは紙面を割かない。医薬品の研究開発から市場導入までにかかる期間は非常に長い。実際には、基礎研究、非臨床試験そして臨床試験（Phase I, II, III）を経過して製造承認申請→製造承認→薬価修正→発売に至るので、10年以上はかかるプロセスである。

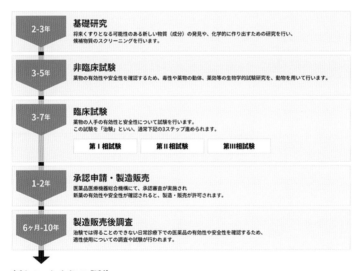

| 2-3年 | **基礎研究** |
| | 将来くすりとなる可能性のある新しい物質（成分）の発見や、化学的に作り出すための研究を行い、候補物質のスクリーニングを行います。 |

| 3-5年 | **非臨床試験** |
| | 薬物の有効性や安全性を確認するため、毒性や薬物の動体、薬効等の生物学的試験研究を、動物を用いて行います。 |

3-7年	**臨床試験**
	薬物の人手の有効性と安全性について試験を行います。この試験を「治験」といい、通常下記の3ステップ進められます。
	第 I 相試験　　第 II 相試験　　第 III 相試験

| 1-2年 | **承認申請・製造販売** |
| | 医薬品医療機器総合機構にて、承認審査が実施され新薬の有効性や安全性が確認されると、製造・販売が許可されます。 |

| 6ヶ月-10年 | **製造販売後調査** |
| | 治験では得ることのできない日常診療下での医薬品の有効性や安全性を確認するため、適性使用についての調査や試験が行われます。 |

新しいくすりの誕生 開発期間10年〜18年、総費用200〜300億円

ソース；日本 SMO 協会　http://jasmo.org/business/flow/index.html

先ほども述べたように、このプロセスを、いかに短縮し早期承認を達成するかは、新製品の成功にとって決定的要因であると言える。また、この臨床試験（Phase I, II, III）から、市場導入時に必要なデータを創出するための準備をいかにするかが、新製品を担当するクロスファンクショナルチーム（開発チームからメディカル、そしてコマーシャルのチーム）の腕の見せ所である。筆者は、ある時期、新製品の戦略を専門に働いた。その経験に基づきここではその学びを紹介する。いかに必要な差別化のためにデータを創出するかは、いつの時代も、マーケッターの大きな悩みの一つである。それを解決するために重要なことは、まず、その新製品に関わるクロスファンクショナルチームにおいて、臨床試験からのデータは、製造承認申請のためだけに活用するのではなく、承認後の差別化プロモーションの源泉であるという共通認識を持つことであり、これがファーストステップである。セカンドステップでは、その合意のもと、その新製品の価値を最大化する上での障壁、ここでは Data Gap というが、その Data Gap の特定そして優先順位化を行う必要がある。

　Data Gap の具体例としては、競合製品との差別化データ、薬価交渉に必要なデータ、日本人高齢者のデータ、疫学、疾患啓発に必要なデータ、診断に関するデータ（Companion Diagnostics の必要性？）などが想定される。いずれも、新製品の上市には、必須のものであることが分かるだろう。イ

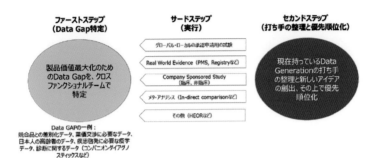

ファーストステップ
（Data Gap特定）

製品価値最大化のためのData Gapを、クロスファンクショナルチームで特定

Data GAPの一例：
競合品との差別化データ、薬価交渉に必要なデータ、日本人の高齢者のデータ、疾患啓発に必要な疫学データ、診断に関するデータ（コンパニオンダイアグノスティックスなど）

サードステップ
（実行）

グローバル・ローカルの承認申請用の試験

Real World Evidence (PMS, Registryなど)

Company Sponsored Study（臨床、非臨床）

メタ・アナリシス (In-direct comparisonなど)

その他（HEORなど）

セカンドステップ
（打ち手の整理と優先順位化）

現在持っているData Generationの打ち手の整理と新しいアイデアの創出、その上で優先順位化

どのように新医薬品の Data Gap を埋めていくか？

メージを持ってもらうために具体例を挙げると、筆者が経験した血液がんの領域では、血液内科医の Choice Driver の一番は、有効性であった。しかしながら、一概に有効性と言っても、奏効率、CR 率（完全寛解率）、Time to response（効果発現までの期間)、OS（全生存期間）など色々な切り口がある。こうした場合に、有効性の中でも何が Choice Driver として重要かつ Feasibility（実現可能性）があるのかを調査し、その項目を臨床試験（特に、Pivotal Study である Phase III）のサブ解析の項目として追加してもらえるかを開発部門へ交渉することが重要になってくる。特に、外資系製薬企業の場合は、Global のチームが臨床試験を主導するため、日本チームからの要望を Global チームへタイムリーにインプットすることが非常に重要である。なぜかと言うと、差別化データの源泉は、Global の Phase III（もしくは Phase II の場合もある）の製造承認申請のための Pivotal 試験である。そ

のため、Phase III の臨床試験のデザインが検討されるタイミングの前に、Global Team へ Input できなければ手遅れである。また、日本からの要望だけではなく、欧米のチームからも多岐にわたる要望が Global チームへ依頼されるため、いかに日本の市場が重要であり、そのデータがその製品の成功の上でクリティカルであるかを粘り強く交渉することが肝要である。Key は、タイムリーかつ誤解を生まない明確なコミュニケーションであることは、ビジネスの基本である。それ以外に、臨床試験にとらわれないデータ創出の手段の例を挙げる。その対象疾患自体の社会的な認識が高くない場合、例えば、筆者が経験した肺動脈性肺高血圧症（PAH）は、15年前は、社会的にもそして医師の中でさえも認識があまりされてない疾患であった。そのようなケースにおいては、製品の上市前から準備し、疫学データ（発症率やその原因となる基礎疾患が何かなど）を集積しデータ創出ができると良い。疫学データの創出においては、製薬企業の単独の努力ではデータ創出が不可能であり、アカデミア（学会、医師）そして時には政府の協力無くして、実現は不可能である。そのような外部のステークホルダーと早期から連携し、準備をしていくことも非常に重要である。そして、データ創出はその重要性から、社員がほかの仕事をしながら片手間で行うようなものではなく、データ創出のために専任部門を設立し、EGP（Evidence Generation Plan）というような戦略資料を作成し、会社の経営層へのプレゼンそして合意の上、それにか

かわるリソース（人、モノ、金）を確保しながら進めていくことも成功要件として必須である。その意味で、年間のビジネスプロセス（年間ビジネスプランや中長期計画の会議のスケジュール）にEGPのディスカッションスケジュールも組み入れていくことは非常に重要である。このEGPの領域は、学問として始まったばかりであり、さらなる発展が期待される。臨床試験だけではなく、Real World Evidence（RWE）やHealth Economics Outcome Research（HEOR）などその多様性からも、非常に奥が深い領域であるため、Best Practiceが各社から発表されることを期待する。

　最後に、ポートフォリオマネジメントについて簡単に解説する。ポートフォリオマネジメントは、非常に難しいテーマである。医薬品産業におけるポートフォリオマネジメントは、新医薬品候補のパイプラインの投資のための優先順位化であるとここでは定義する。では、新製品の優先順位は、どのようにつけるのか？　その一つ一つのコンパウンドの市場導入の価値について、NPV（Net Present Value）やIRR（Internal Rate of Return）などを計算し、投資に見合うReturnがあるかをまずは計算する必要がある。ただ、そのNPVやIRRなどの客観的な数字だけでは、優先順位の適正化はできない。何故なら、戦略的フィットを見る必要があるからである。つまり、自社がフォーカスしている疾患領域であるか、また、その領域における自社品の混み具合、例えば新薬が毎年のように発売になるような疾患領域であれば、その新薬の

価値を最大化するための十分なプロモーション活動のリソースが確保できないなどもありうる。営業のリソースも、優先順位を決定する上で重要な要素である。ただし、現在は、他社の営業リソースを活用するパートナリング（コ・プロモーションやコ・マーケティング）も検討すべきであり、一概に、自社の営業リソースが制限要因とはならないこともある。そして、営業部門のリソースだけではなく当然開発部門のリソース、そしてその疾患領域に対する専門知識の有無も優先順位をつける上で考慮すべき要因である。ここで、優先順位をつける上で、特に筆者が注力していたのは、競合状況である。時には、日本の市場と欧米の市場に違いがあり、欧米と優先順位に違いがある場合がある。例えば、血液がんの疾患領域において、骨髄異形成症候群という正常に血球が産生されず貧血や好中球減少、血小板減少が様々な程度に認められる疾患がある。米国においては、ダコジェン、ビダーザそしてレブラミドという治療薬が承認・発売されている。一方、日本においては、ビダーザそしてレブラミドが新薬の抗がん剤として2剤のみ発売されており、ダコジェンという薬剤の発売予定は確認できておらず、その骨髄異形成症候群における治療オプションが限られており、アンメットニーズは海外と比べてより高い。この例のように、同じ疾患領域であっても、海外と日本においては競合環境そしてアンメットニーズが多少違うこともあり、そのような日本固有の競合環境も考慮しながら、自社のパイプラインの優先順位をつける

ことも非常に重要である。また違う観点として、最新の薬価算定のルールを精緻に理解し、一つの新製品の将来の適応症の取得順番についても、優先順位を慎重に決定していく必要がある。薬価戦略の観点から、もう少し具体的に解説する。現代の革新的な抗がん剤は、例えば、免疫チェックポイント阻害剤であるオプジーボである。このように、複数の適応症を数年かけて連続的に承認を目指すケースがある。そのようなケースは、特に適応症ごとに、優先順位化を慎重に行う必要がある。理由を説明する前に、薬価改定のルールについても併せて少し解説する。従来から、市場拡大再算定というルールは施行されていた。簡単に言うと想定売り上げの2倍以上かつ150億円を超えた場合、または、想定売り上げの10倍以上かつ100億円を超えた場合、2年に一回の薬価改定時に大幅な薬価ダウンを課すというルールである（薬価改定のルールは、近年変化が多くみられるので最新のルールは要確認）。このルールがあるので、製薬企業は将来複数の適応症を狙っている場合においては、この市場拡大再算定に引っかからない適応症の順番は何か？　そのうえで、競合優位に立てる適応症の順番が何かを決定することが肝要である。この適応症の順番が非常に重要であるということをさらに決定づけたのは、先にも挙がった免疫チェックポイント阻害剤であるオプジーボの例である。この薬剤は、肺がんの適応追加に伴い、当初想定の売り上げ予測よりもあまりにも売れてしまい政府の予算を圧迫してしまうことが分かったため、市場拡

大再算定の特例というものが導入された。具体的に言うと、年間販売額が1,000億〜1,500億円のもので当初想定販売額の1.5倍以上に達した製品は最大25％引き下げ、年間販売額が1,500億以上もので当初想定販売額の1.3倍以上に達した製品は最大50％引き下げという厳しいルールである。この新ルールの施行により、オプジーボが大幅な薬価ダウンとなったことは記憶に新しい。このように、一つの新医薬品の複数適応症の市場導入する順番の決定は、製薬企業にとって非常に重要であり難しい課題である。初期の開発段階から、将来のすべての適応症がはっきりと決定されているケースは少なく、基礎研究そして臨床研究が進むにつれ分かってくるケースも多く、薬価戦略を想定した開発戦略の策定は、言うは易し行うは難しの典型例である。

　最後に、パイプライン・適応症取得の順番も含めた優先順位化は、社長のリーダーシップのもと、コマーシャル部門と開発部門そしてファイナンス部門も入れた総合的なディスカッションを通して決定がなされることが重要である。何故なら、広義のマーケティング活動は、開発からコマーシャル部門まで一丸となって取り組むものであるからである。ポートフォリオマネジメントも、広義のマーケティングの範疇であることを紹介し解説を終わる。

最強の営業組織（High Performance Team）の作り方（福嶋）

～組織が人を活かし、人が組織を成長させる！ そんな組織って存在するのか？～

　組織が人を活かすとは何か？　活かすために必要なことは？　キーマンは誰か？

　医薬品企業の最強の営業部隊（High Performance Team）は、誰がキーマンになるのでしょうか？　多くの製薬企業の営業組織は概ね以下の組織階層になっています。

【医薬品企業の営業組織】

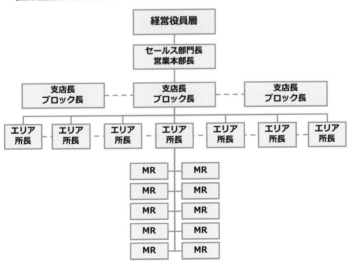

営業部門のトップから MR までの階層は 3 階層（支店長 /
ブロック長層、所長 /DM/AM 層、MR 層）で構成されてい
ます。

　企業の MR 数により異なりますが、一人の所長は「8 ～
10 名」の MR をマネジメントし、一人の支店長 / ブロック
長は「7 ～ 8 名」の所長 /DM のマネジメントをしています。

　DM；District Manager

　AM；Area Manager

✦ Point ✦
内資系製薬企業、外資系製薬企業の社内教育における投資先の違い

　内資系製薬企業の人材育成部門、トレーニング部門は最も顧客に近い「MR」の知識力向上とセールススキル向上、そして社会人としての様々な基礎力向上に向け、社内教育の投資を行っています。

　一方、外資系製薬企業はグローバルコンサルタントを導入し、「MR」を指導する立場の「所長 /DM」のリーダーシップ力の向上、コーチングスキルの向上に多額の投資を行っています。

　この人材層の投資の違いが内資系製薬企業と外資系製薬企業の大きな差になっています。これは外資系製薬企業の今迄のやり方では、国内でグローバルから求められる成果を創出し続けることが困難であることに気付き、危機感を覚えたことに起因しています。数年前までの内資系製薬企業と比較すると、外資系製薬企業は一般的にその企業姿勢は合理的で、実力主義が明確になっており、結果を出せる人材は高い評価を受け、若くして重要なポジション（上階層）に就くケースも多く見受けられました。しかしながら、ここで大きな課題が顕在化したのです。

「MR としては、優秀！　計画も常に高いレベルで達成」を続け、所長/DM になった途端、部下 MR とのコミュニケーションが取れず、チームワークが崩壊し、MR に離職・退職者が続出し、計画は未達成、組織に対する貢献は出来ず、所長/DM も職場を離れるという事例が続きました。

　ここが一つ目の落とし穴になります！　組織は「MR 個人力を評価し、抜擢を行う」という個人力を過大評価したステージでした。このステージでは多くの外資系製薬会社は組織力ではなく、MR 個人の力を優先していました。絶対的な「売上重視」であったことが大きな誘因となります。このステージで MR 力向上に特化したトレーニングで最も知られているのが「SST プロジェクト」です。

➤ SST（Super Skill Transfer）プロジェクト概要

　当時の日本ロシュは、一つの大きな課題に直面していました。それは、新製品の導入が見えないこの期間、如何にグローバルの求める成果を創出し続けるかでした。この状況下で、社長である繁田寛昭氏は所長直轄の人材育成プログラム（社長選択制トレーニング）を発足させました。約1年間のプロジェクトの最終産物は、プロジェクトメンバーからの「成果を高める新たな取り組みや発想」でした。「SSTプロジェクト」も一人のプロジェクト参加者からの発案でした。その発案とは、全国のトップMRを24名集め、3名1組で8組を構成し全国の売上の低迷している営業所に3カ月間密着し、その営業所のMRと徹底的に同行しながら、「製品知識や疾患知識」そして何よりも「セリングスキル」を伝授（Transfer）するという内容でした。このSSTプロジェクトは2年間継続し、日本ロシュのMRのセリングスキルが格段と向上しました。プロジェクトメンバーが有している「暗黙知」を同行するMRへ「形式知」として伝授する現場実践型のスキルトレーニングです。

> ※山本藤光氏著作『「暗黙知」の共有化が売る力を伸ばす　日本ロシュのSSTプロジェクト』（プレジデント社）⇒日本ナレッジマネジメント学会研究奨励賞受賞を参照ください。

　このような外資系製薬会社の独自の取り組みが外資系製薬会社にとって大きな転換になりました。日本国内での販

売形態は国内の全てのステークホルダーと社員を重要視し、「MR の個人力を高める」という組織体制にチェンジをもたらし、MR 個人の育成にフォーカスさせるきっかけとなったと言えるでしょう。

　さて、もう一度 SST プロジェクトに話を戻しましょう！
　SST プロジェクトは順調に進み、後半の出来事です！SST プロジェクトメンバーから、当初の決め事であった御法度となる「所長 /DM/AM に対する批判」が起こり始めました。SST メンバーは、所長 /DM/AM 経験者が 8 名、MR が 16 名の構成で、SST プロジェクトの目的は「MR にセリングスキルを伝授する」ことであり、営業所のマネジメントは現地の所長に委ねることが決まり事でありました。この現状を把握した繁田氏は、当初の 2 年という時間軸を遵守し、プロジェクトは終焉をむかえることになりました。実は知られてはいませんが、繁田氏は約半年のブランクを置き、次に「営業所長 /DM/AM 版 SST プロジェクト」を開始しました。

➢営業所長/DM/AM版SST（Super Skill Transfer）プロジェクト概要
　営業所長 /DM/AM 版 SST プロジェクトとは、全国の営業所長 /DM/AM 全員を対象にした「SST プロジェクト」の同じスキルトランスファーです（MR を指導するために、SST プロジェクトメンバーと同じコーチングスキルを身に付け

る）。

　今考えれば、繁田氏の真意は「SSTプロジェクトを体験
し、自身の所長としてのマネジメントを考える」という深い
意味があったのだと思います。当時の日本ロシュの営業所
長/DM/AMは、MRとしての成績もセリングスキルも非常
に高いメンバーであり、このプロジェクトのMRへのスキ
ルトランスファーは高い評価を得ることができました。しか
しこのプロジェクトに参加した所長はMR目線を脱するこ
とができず、繁田氏の真意であった「マネジメント力」の気
付きや改善、向上にはつながらない結果となりました。

　何故、このようにMRでは優秀であった人材が、リー
ダー（営業所長/DM/AM）となり、自らチームを牽引する
場面では成果を創出できないのでしょうか？

　High Performance TeamのKSF（Key Success Factors）は「MR
力向上」が先か「所長/DM/AM力向上」が先かについては、
多くの製薬企業が振り子のように常にトライ＆エラーを繰り
返しているのが現状です。各製薬会社の今置かれている現状
を考え、投資する順を間違えないようにする必要がありま
す。

　私はSSTプロジェクトからの学びとして、行き着くとこ
ろは「所長/DM/AM」が最も組織において多大なる影響を
有する人材であり、最終成果物を最大化できるキーマンであ

ると確信を持っております。

「MR として誰もが認める優秀な人材」が「所長 /DM/AM」として継続して成果を出し続け、組織に貢献することをトップは求め続けなければならないと考えます。

　余談になりますが、皆さんは「マネジメント」って何？ 説明しなさいと問われると何と回答するでしょうか？「マネジメント」する人を「マネジャー」ということになります。
　私も多くのトレーニングの場面で同じ質問を所長 /DM に問い掛けます。その代表的な回答は「管理する」「指導する」であり、あなたは「管理する人」を目指すのですね！　あなたは「指導する人」を目指すのですね！　と、お伝えします。そう言われると誰もが首を傾け、考え込んでしまうのが現状です。

　では、私が今も目指しているマネジャー像を示しましょう。
「マネジメント」とは「何とかする」、「マネジャー」とは「何とか出来る人」と肝に銘じています。
　私は日本ロシュの営業企画部で多くの課題と向き合っているとき、社長である繁田氏に呼ばれ、「福嶋よ！　**マネジメントってなんだ！**　お前は**どんなマネジャーになろう**としているのか？」と唐突に質問をされました。私は、「全てを管

理し、ビジネスを好循環にさせるマネジャー」と回答しましたが、間髪入れずに繁田氏より「だからお前は成長しないんだ！」と一喝されました。

　当時、私は国内初の抗体医薬品の市場導入を考えるプロジェクトに従事していました。導入プランを経営層に説明（プレゼン）し、経営層からダメ出しされた翌日の繁田社長からの呼び出しでした。

　その時の繁田氏の話は、国内初の新製品なのに従来のやり方（セオリー）から何故逸脱しないのかということが中心でしたが、それ以上に私の心に深く刺さったのは「マネジャーとして『何とかする』という気概が無い」「困難な課題も何とか出来る人になれ！」という「マネジメントの考え」を問うものでした。そして、「自分一人で何でもできると思うな！　何のためのチームだ！　チームメンバー一人ひとりのソーシャルスタイルを見抜け！　一人ひとりの強みを活かし、チームとして何とかしろ！」と今迄のやり方の全てを根本的に否定された出来事でした。

　この出来事はマネジメントに関する私の考えを根本的に変える瞬間であり、繁田氏は現在も私が追い求め続けるマネジャー像であります。

　これは、先に述べた「優秀なMRでもマネジャーとしては成果を出すことが出来ない」と同様なことであると考えます。チームを束ねるリーダーとして、自らに全ての情報を集

約させ、自らが全て判断し、自らが行動するやり方では成果は限られてしまい、そこからは「Something New!（新たな方法）」を見出すことも、部下（MR）を活かすことも出来ず、達成感も成果も最小になってしまうという事です。

　最高の成果を挙げる組織、その為には、組織で働く全ての人材の「ソーシャルスタイル」を理解し、いかに成果を高めるコミュニケーションを取ることができるのかが重要な要素になります。

組織で働くキーマンのソーシャルスタイルを理解する (福嶋)

　組織のリーダー（所長/DM）が最強の組織のキーマンであることは、理解されたことと思います。優秀なMRが優秀な組織長（所長/DM）になる為にこの章ではまず、ソーシャルスタイルを理解することから始めましょう。

ソーシャルスタイルとは

　ソーシャルスタイル理論は、米国の産業心理学者であるDavid W. Merrill（デイビット・メリル氏）とRoger H. Reid（ロジャー・レイド氏）によって、1960年代に提唱されました。

　ソーシャルスタイル理論とは、効果的なコミュニケーションを行うための手法として、多くの企業で取り入れられているコミュニケーションの理論です。特に営業職や販売スタッフなどの顧客と直接関わる職業は、ソーシャルスタイル理論を理解することで、ビジネスでのコミュニケーションがよりスムーズになるとされています。

　ソーシャルスタイル理論は、顧客対応だけでなく、組織メ

ンバーの相互理解、特にリーダー（所長 /DM/AM）と MR と
のコミュニケーション向上にも役立つ理論だと考えています。

　メリル氏らは、人々の潜在的な経営力や営業のセンスなど
を見抜く法則を探す研究として、人々がある程度の緊張が伴
う場面でどのようにふるまうのかに着目して分析を行い、分
析結果を「ソーシャルスタイル」としてまとめました。
　ソーシャルスタイル理論によると、人はふるまい方や物事
の考え方、意思決定の仕方に好みがあり、好みの傾向から大
きく４つのソーシャルスタイルに分類されます。

　ソーシャルスタイルは「対人対応力」のベースとも言わ
れ、狭義の活用は MR が顧客に対するコミュニケーション
スキルでもあり、多くの製薬企業で導入されています。しか
し、一般的にはこのソーシャルスタイルは MR 育成のみに
活用されており、それ以外の上階層（支店長 / ブロック長、
所長 /DM/AM）では活用されていない企業がほとんどです。
その原因の１つとして、上階層の中でソーシャルスタイルが
ただの「研修」という位置づけで留まってしまっていること
が考えられます。その為、往々にして上層階の判断でリー
ダーの人員配置を誤ってしまう事象が起こり、成長過程にあ
るチームの成長を鈍化させ、成長を止めてしまう事象が多く
存在しています。

このソーシャルスタイルをコミュニケーション（相互理解）に用いることで、社内の最適な組織構成のための人材配置ができ、その結果が企業の発展ステージ（製品導入期、製品成長期、製品維持期等）のスピードを速めたり期間の延長をさせることにも応用できると考えています。特に、チーム力を向上し、継続的に成果を創出し続けることを目指すリーダー（所長 /DM/AM）にとって絶対的に必須のスキルと言えます。

　ソーシャルスタイル理論を活用するためには、自分自身がどのスタイルに属するのか、相手がどのスタイルに属するのかを見定め、自らのコミュニケーションスキルの幅を拡げることが必要であり、部下や顧客との信頼関係を深め、最終的にビジネスをドライブする大きな組織ポイントとなります。
　リーダー（所長 /DM/AM）と部下（MR）とのそれぞれのソーシャルスタイルを互いに理解することで、リーダーは部下の個々のスタイルに合わせた指導を行うことが可能となり、その結果チームの「強みを更に活かすこと」ができ、同時にチームの弱点を「打ち消す」ことができます。これによりコミュニケーション（相互理解）が高まり、チームの方針へのコミットメントや実行度合いは高まります。チーム力が高くなると同時に、組織の一体化の醸成や組織への帰属意識が高まることで正のスパイラル方程式に組織が移行すると考えます。これが、前述した「優秀な MR が組織リーダー

（所長/DM/AM）でも同様な成果が出ない」の解決法に繋がると確信しています。

✦ Point ✦
組織で働くキーマンのソーシャルスタイルを理解する

　ソーシャルスタイルはどれが一番良いというものではありません。様々なスタイルを理解してその要素を最大限に活かし、スタイルに応じたコミュニケーションを取っていくことが、MRの「強み」を伸ばすことに繋がります。

☑ **ソーシャルスタイルを見分ける〜分析〜**

◇言動の指標①

　人が発する『言動』は、その人が知らず知らず有している"感情"と"思考"が合致して現れるものと考えられています。

Work
読者の皆さん！
腕組みか指組みをしてみてください。

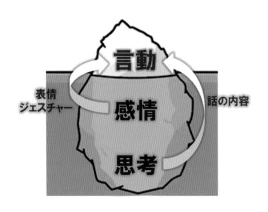

◇腕組み
右手が上になる人、左手が上になる人

◇指組み
右手の親指が上になる人、左手の親指が上になる人
では！

その逆で組み直してみて下さい。
逆に組むと違和感を感じると思います。
どちらが正しい組み方というものはありませんが、いつの間にか癖になって、違うやり方では違和感を感じるようになっています。

腕組みや指組みと同様にコミュニケーションの取り方も人それぞれ癖があります。皆さんもリラックスした状態では何

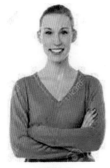
腕組み

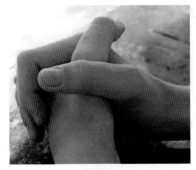
指組み

気なく無意識に足組みをしたり、考え事をするときに腕組み
を自然（癖）にしているのです。この癖こそ、各自の最も居
心地の良い状態「安心している領域」になります。人が発す
る言動にもこの「安心領域」を一人ひとりが持っているので
す。

　◇言動の指標②
　思考表現性について解説します。
　自分の考えをはっきり言うタイプを思考表現性が大きいと
言います。反対に考えを遠まわしに言ったり、人に尋ねるよ
うなタイプを思考表現性が小さいと言います。この思考表現
性を識別するポイントに、「口調」、「話し声」、「アイコンタク
ト」の3つがあります。
　思考表現性が大きい人は、早口で、話し声は大きめ、アイ
コンタクトも多めです。

思考表現性が小さい人は、ゆったりとした口調で、声は小さめ、アイコンタクトも少なめです。

感情表現性について解説します。

感情が表情やジェスチャーなどに表れ易い人を感情表現性が大きいと言います。反対にポーカーフェイスやあまり表情などに表れない人を感情表現性が小さいと言います。この感情表現性も３つのポイントで識別できます。感情表現性が大きい人は、声に抑揚があり、表情が豊か、ジェスチャーが多めです。一方、感情表現性が小さい人は、声の抑揚、表情の変化やジェスチャーが少なめです。

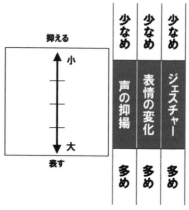

思考表現性

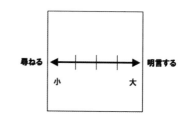

ゆったり	口調	早口
小さめ	話し声	大きめ
少なめ	アイコンタクト	多め

感情表現性

例：面談している医師が面談中に発する言動

- で、結論は何なの！ 何が言いたいの！（少しイライラしている様子で）
- 要するに○○○ってこと？（話を急がせようとする様子で）
- 他の先生は何て言ってたの？（和やかな感じで）
- ねぇ、そんなに急がせないでよ！（考え込んでいる様子で）

　このように、我々が対峙する顧客も、全員が何らかのソーシャルスタイルを有しており、このスタイルを理解して面談することで、良好なコミュニケーションが取れるようになりそれぞれの目的により近道でたどり着くことが可能になります。

☑ **ソーシャルスタイル４つのタイプ**

　思考表現性と感情表現性の２つの指標を縦軸・横軸に組むと４つに分割できます。

1．ドライバー（現実的・行動的）

　ドライバースタイルとは、一言でいえば迅速かつ合理的に仕事を進めるタイプです。

図：感情表現性／思考表現性のマトリクス

- 縦軸：感情表現性（上：抑える　下：表す）
- 横軸：思考表現性（左：尋ねる/意見を聞く　右：明言する/主張する）

【アナリティカル】
- 感情も主張も控えめ
- 話すより聞くことが多い（話を聞き考えている）

【ドライバー】
- 感情を表に出さない
- 早口で淡々と自分の意見を言う

【エミアブル】
- 聞き上手
- 表情は表にでない

【エクスプレッシブ】
- 感情豊かで話し好き
- 喜怒哀楽を表に出す

　ドライバーの人は、感情表現があまり強くなく、合理的に物事を達成していく傾向にあります。ビジネスライクな性格で、プロセスよりも結果を重視し、決断力に優れています。

　具体的な行動傾向としては以下のようなものが挙げられます。

- 冷静で人からの指示を嫌う
- 物事の道理を捉え、意思決定が早く、目的のためには、厳しい判断も辞さない
- 自分の道は自分で決める、せっかちで負けず嫌い

■戦略立案や勝負事への興味が強い

２．エクスプレッシブ（社交的・直感的）

エクスプレッシブとは、一言でいえば周りから注目されることを好むタイプです。

エクスプレッシブの人は、感情表現が豊かで、自ら先頭に立って人を率いていく傾向にあります。どこにいてもノリが良く、トレンドに敏感で新しいことにも積極的に取り組みます。

エクスプレッシブの人は賑やかなムードメーカーに多いタイプとされ、具体的な行動傾向としては以下のようなものが挙げられます。

■自分の話をすることを好む
■理屈にこだわらない迅速な意思決定ができ、新しいこと、話題性のあることが好き
■他人の意見や考えを気にする
■周囲を巻き込んだ行動が得意、ノリを重視、注目されたい

3. エミアブル (協調的・友好的)

　エミアブルとは、一言でいえばどこにいてもみんなの調停役になるタイプです。

　エミアブルの人は、周囲の気持ちに敏感で、自分の話をするよりも相手の話に耳を傾ける傾向にあります。いつも明るく、自分のことよりも組織全体の調和を重視します。

　エミアブルの人は、穏やかな気配り上手に多いタイプとされ、具体的な行動傾向としては以下のようなものが挙げられます。

- ■聞き上手で親しみやすい
- ■選択や決断には入念な下調べと時間をかける
- ■人の気持ちや全体の調和を重視、周りの意見を大事にする
- ■リスクを取ることは避ける

4. アナリティカル (分析的・理論派)

　アナリティカルとは、一言でいえば周囲を観察・分析するタイプです。

　アナリティカルな人は、普段はあまり感情を表に出さず、自分が話すよりも聞き手側に回る傾向にあります。独特の価

値観や雰囲気を持っている人が多く、データの収集や分析に黙々と取り組みます。

　アナリティカルな人は、周囲に影響されにくいマイペースな人に多いとされ、具体的な行動傾向としては以下のようなものが挙げられます。

- ■冷静で自立心が強い
- ■情報やデータを重視している
- ■客観的な事実にもとづいて選択し、独自の見解を持つことが好き
- ■時間管理がきっちりしている

　組織にはそれぞれ異なったスタイルを有したメンバーが混合することをまず理解する事です。

✦ Point ✦

◇組織メンバーのソーシャルスタイルとの違いや共通点を知っておくことで、相手の好みや得手・不得手の傾向が分かり、円滑なコミュニケーションが取れるチームが構築できるようになります。

◇それぞれのソーシャルスタイルの良さを活かし、

互いの弱みを補完し合うことで組織の『抜け漏れ』を防止します。

◇組織の各ステージ（導入期、成長期、維持期）にベストなリーダー選択も可能となります。

☑ 各スタイルとビジネスの関係

　企業の各ステージや組織固有の課題を正確に分析し、最もその時間にマッチした人材の登用が組織のステージには重要となります。次頁の表は各スタイルにおける「ビジネス上の特徴」、「登用の判断基準（Good、Bad）」を示しているので参考にしてください。

　今回はソーシャルスタイルとビジネスリーダーとの関係を詳しく紹介しましたが、この組織のリーダー（所長/DM/AM）も同様に部下であるMRのソーシャルスタイルを理解し、コミュニケーションを取ることも非常に重要となります。

ソーシャルスタイルまとめ

　私のソーシャルスタイルは、10年前は「ドライバー」で

	ビジネスにおけるスタイルの特徴	【組織のビジネスステージ】 Good	【組織のビジネスステージ】 Bad
ドライバー	リーダー傾向がある 完璧主義である 人に指示されることが嫌い 判断力がある リーダーシップを発揮する、または発揮したがる 衝突を恐れない 人を褒めるのが苦手 ドライにビジネスを優先させる	余りにも挑戦が高く、多くの社員が辞めてしまうような組織ステージには、力強いリーダーシップを発揮し、組織やチームを牽引する能力を持っている 緊急事態等、有無を言わせず指揮を執る場面 期限が明確になっているビジネスのリード	チームが既に目標に向かい、一体化しており成果も出始めている組織のリーダー チームメンバーが「自主性を発揮している」組織であり、考えて動く組織のリーダー
エクスプレッシブ	場を盛り上げる、または盛り上げようとする 飽きっぽく、忘れやすい、羽目をはずすこともある 褒められることが好き 全国やアイデアを出すことが好きだがあいまいなアイデアを出す 人と接する仕事を好む プロジェクトを立ち上げるのは得意だが継続が苦手 計画を立てることも実行するのも苦手 行き当たりばったりの傾向 安請け合いする	組織人員が弱く、成功体験を有していない「未成熟な組織」で、ビジネスを通じてチームも人も育てる場面 低迷している組織、課題を有している組織での場を変える時に必要な場面 組織が今後参入する新たなビジネスで土台を作るパイオニア的なリーダー	チームメンバーが分析やしっかりしたプランニングを行う習慣が定着しており、考える組織のリーダー チームメンバーが説明を求め、納得しないと実行に移すことが出来ない組織のリーダー
エミアブル	いつもニコニコしている 縁の下の力持ち的な存在 頼まれ事を断れない 人のサポートをする仕事に就く人も多い 八方美人 リーダーの仕事は苦手	業務量が現状の人員では賄うことが出来ない多忙業務を抱える組織のリーダー 組織が成長を継続し、人材を育成するフェーズに入る際のリーダー	チームのビジネスに課題が多く存在し、常にリーダーが意思決定を行わなければならない組織のリーダー 成果創出までの期間／時間があまりなく、短期間に成果を求めるビジネス場面のリーダー
アナリティカル	分析を好む 職人や技術者、研究者に多いタイプ コツコツ積み上げるタイプ 曖昧なことは発言しない	組織のビジネス拡大等、新規参入の可否を判断するプロジェクトのリーダー 短期的には成果の出ない、中長期的なビジネスを牽引するリーダー	リスクを伴うビジネス判断をする機会が多いステージのビジネスリーダー 成果創出までの期間／時間があまりなく、短期間に成果を求めるビジネス場面のリーダー

ありましたが、現在は「エクスプレッシブ」のスタイルに変わってきました。自らのスタイルを理解認識する中で、対人コミュニケーションを実践した結果がスタイルの変化に繋がったと考えます。ここで、私がソーシャルスタイルをビジネスに応用し、マネジメントした1例を紹介してこの章を締めくくりたいと思います。

☑ 背景

　悪性リンパ腫の治療薬「A製品」は、既に海外では高いエビデンスを持ち、ブロックバスターとしてグローバルスタンダードな治療薬としての地位を確立していました。国内では開発会社でグローバルのベンチャー企業のボードメンバーである「B工業株式会社」が、開発から販売まで全ての権利を有していました。しかし、その企業は国内の販売網が乏しく、提携会社を模索し、一時私の勤める「C製薬会社」にも話がありました。その当時の臨床部門や経営企画部門がビジネスサイズや導入リスクを判断し、提携は不要という経営判断を行い、申し入れを断っていました。

　しかし、1年後「C製薬会社」のグローバル本社が「A製品」を開発したベンチャー企業を100％子会社として吸収し、国内においても「A製品」の提携の再交渉をするという指示が入りました。

　勿論、「Ｂ工業株式会社」は既に新たな提携会社を決定しており、再交渉の申し入れの時点では、最終契約の捺印直前でした。私はその交渉のリーダーとして再交渉を進めていくことになりました。

　ここでの交渉のベースとなったのがこの「対人対応力；ソーシャルスタイル」です。
　交渉相手である「Ｂ工業株式会社」の責任者は典型的な「ドライバー」であり、一度断ったという事実に対して再交渉の場に出てくることさえありませんでした。この点からも「ドライバースタイルである決定した事実を重んじる」が現れていました。しかし、何度目かの交渉の場に衝突をも辞さない姿勢を露わにしたリーダーが初めて出席されました。ドライにビジネスを考えるドライバーのリーダーだからこそ、「Ｂ工業株式会社」にとって医薬品ビジネスに正式参入するリスク、そして提携会社に最も求める事は必ず持っていると考えました。

　私は「Ｂ工業株式会社」がこの薬剤を市場導入後に会社として達成したいこと、そしてその根底にある強い信念を訊き出すことに終始した交渉を続けました。
「ドライバー」の責任者はまず「人に指示されることを嫌う」そして「ドライにビジネスを優先させる」最終的には「判断を自らがする」ということから、国内でファーストイ

ンクラスの薬剤の上市は長年の「Ｂ工業株式会社」の夢であり責任者の夢も同じでした。**この夢を達成するためにＣ製薬会社は何が出来るのか、サポートができるのか**を交渉の度に議論しました。この時の私はドライバーリーダーにマッチするソーシャルスタイルを駆使していたと考えます。最終結果として、「Ｂ工業株式会社」は提携会社として私の会社を選ぶという決断をその責任者は下しました。もし、当時の私のソーシャルスタイルである「ドライバー」の安心領域のみで交渉していたなら、この結果を勝ち取ることは出来なかったと思います。その責任者は既に退職されていますが、現在も私と交流を持っており、いつも「夢の実現のお礼」を述べていただいています。

　これは交渉という場面のコミュニケーション（相互理解）ですが、交渉ポイントはやはり常に相手の有する「安全領域」内で議論を拡げていくことで、そのことが成果に繋がったと考えます。

☑ 参考；簡素版ソーシャルスタイルの見分け方

アナリティカル	ドライバー
●順序立てて話してよ	●用件は？
●データは揃ってるの？	●結論から先に言ってよ！
●前例はあるの？	●何が重要なの？
●根拠 EBM はあるの？	●根拠は何なの？
●何故そう考えるの？	●その理由は？
●もっとよく考えたら	●どうして欲しいの！
●少し考えさせて	●他にも方法はあるでしょ！
●そんなに急がせないでよ	●他の人じゃだめなの？
●リスクがあるよ	●何を、いつまでに、どこまでやればいいの？
エミアブル	エクスプレッシブ
●上司には相談したの？	●はっきり言ってよ
●皆は何と言っているの？	●何かピンとこないなぁ
●反対している人はいるの？	●要するに○○○ってこと？
●納得してもらえないの？	●一体どうしたいの？
●それは大変だね	●もっといい方法はないの？
●そうは、言っても……	●何で○○さんに頼まないの！
●皆が賛成してくれないと……	●誰が反対しているの？

●私が手伝えることは？	●早くやろうよ
●もめごとは起こさないで欲しいな	●皆でやろうよ

　これまで、「組織が人を活かす」ことの重要性を説明してきました。ソーシャルスタイルに関心のある方は、是非「参考；会議の運営ポイント」の「スタイル診断」を行い、ご自身のスタイルを確認しましょう！　そして、社内外のコミュニケーションスキルを高めるために活用されることをお薦め致します。

　自身のソーシャルスタイル、部下のソーシャルスタイルを理解することで“部下の心に響く指導”が必ず出来ると考えます。

　さて次に「人が組織を成長させる」ために重要な点を紹介していきます。

「人が組織を成長させる」意外なポイント（福嶋）

　まず、あなたの会社には全社員が共有するスキルの統一言語は存在するでしょうか？　製薬会社の人材育成部、トレーニング部は営業を執行する役員が交代する度に、強化すべきポイント（個人の考え）が異なり、その都度人材研修を行う会社へ連絡を取り、新たな研修が組み込まれています。研修を受ける社員 MR にとっては、スキルに統一性がなく「会社は何をしたいのか？」と疑問を持ち続けていきます。あるトップの製薬企業では、人材育成部は自身が組み立てた年次研修プログラムを最適なものと自負している現状があります。1 年次には「プレゼンテーショントレーニング」、2 年次は「ロジカルライティング研修」、3 年次は「コミュニケーションスキル研修」といった研修を担当する側では、連続性を持った研修であると考え、採用説明会では、「弊社は人材育成プログラムが充実し、社員一人ひとりの成長をサポートします」とアピールをしています。しかし、トレーニングを受ける社員側にはスキルの統一性がなく、業務の一環としてただただ受講すれば良いという考え方が存在しています。

　また、連続的に同じトレーニングを実施している企業にも課題が存在しています。トレーニングと営業戦略を連動させ

る社内の仕組みが出来ていないため、スキルの定着にブレーキをかけている現状が存在します。

　この章では、①「人が組織を成長させる」ために組織は人に何を投資し続けるのか、②その投資を受けた人は成長を続け、結果的に組織に貢献し続けることができるのか、この2点の連続性に関して説明していきます。

☑ MRを成長させるスキルであるからこそ、社内統一言語が重要

　チームのリーダー（所長/DM）が自身の成功体験のみを頼りに指導することが許された時代もありましたが、そこには「再現性」はなく、リーダーが代わるたびに指導ポイントが異なる現象が起きるため、成果にバラつきが生じています。組織の中に統一言語のスキルが存在しない企業は、この現象に今も苦労を強いられていると考えます。

┃ 組織共通言語のセリングスキルを確立する

　組織の共通言語スキルを有するためには、自社のビジネス環境変化に常にマッチし続けるスキルが必須となり、その為にスキルを下支えするしっかりとした理論が重要になります。この章では、私が現在もセリングスキルのベースとして

いるスキルをまず紹介することから始めましょう。

☑ プロフェッショナル・セリング・スキル (PSS ＝ Professional Selling Skill) 概要

　このプログラムは、米国大手製薬会社の社長が「新製品」導入時に販売成功している MR とあまり成功していない MR との差が何故生じるのか？　何が異なるのか？　に着目し、アメリカで開発された面談トレーニングです。

　開発に先立って行われた大規模な調査（セールス・リーダーシップ・リサーチ）では、優れたセールスを数多く生み出し国際的にも定評ある企業（北アメリカ・ヨーロッパ・日本の３地域21企業）の協力を得て、どのような理念のもとに、何を実践しているかを明らかにしました。ここで明らかになった考え方の多くは、プロフェッショナル・セリング・スキル（PSS）システムの中に取り入れられています。

　このスキルにはもう一つ大きなポイントがあり、それはビジネス環境/顧客の変化に対応できることです。様々な規制が厳しくなる中、競合に打ち勝っていくためには、営業に携わるスタッフが基本的な統一的な営業技術を共有化してこそ、セールス全体の商談の質を向上させていくことになります。また、スキルを共通化することで、チームリーダー（所長/DM/AM）の MR 指導・育成も統一化できることにあります。これにより MR の他部署への異動、チーム

リーダーの他部署への異動時も経験則での指導ではなく統一スキルでの指導が可能になり、組織全体の「面談の質」が高まり、最終的に人が組織に多大なる成果を創出する最初の一歩となるはずです。

　2019年ラグビーワールドカップで、ジャパンラグビーは史上初ベスト8進出を成し遂げ、「ワンチーム」という言葉が日本中に広がりましたね！　このワンチームというフレーズは、ジャパンラグビーを率いる「ジェイミー・ジョセフ」ヘッドコーチが創ったフレーズではありません！　ジャパンラグビーの苦しいトレーニングそして同じ一つのボールを追うチームの中から生まれた「ワンチーム」というフレーズです。
　我々製薬企業の組織もMR達から同じ一つのフレーズが出ることが、今後とても重要なことだと考えます。同じフレーズこそが「共通スキル言語」であり、組織全体が有する必要があります。そのためには、自身の組織の課題を明確にし、課題解決に近付くために必要な共通スキルを模索し、プログラムを構築していかなければなりません。共通言語スキルプログラムの立案に挑戦してみてください。

　✧共通言語スキルプログラム立案のポイント
　　1．顧客の変化に対応する、実践的なプログラムであること

2．これまでの営業戦略と矛盾せず、営業戦略をより活かしていくプログラムであること

3．マネジャーの意識改革と部下育成に連動するプログラムであること

4．研修効果の維持と、投資成果＝業績向上をより確実なものとするため、定着と継続のための"仕組み"を持っていること

☑ プロフェッショナル・セリング・スキルプログラム；PSS＝Professional Selling Skill Program

◇現在のMR

私がMR活動を実践していた時代には同行指導時によく「クロージング」が出来ていない！押しが弱い！　と注意されたことを記憶しています。

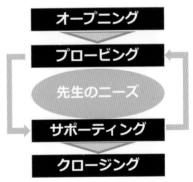

現在のMRは、しっかりクロージングは出来るという強さをもっています。

このPSSのプログラムは、一度の面談に特化したセリン

グスキルが、理論に下支えされて構成されているのが特徴です。一度の面談を大きく4つのプロセスに分けています。

面談の開始時の「オープニングスキル」、顧客ニーズを見出す「プロービング」、ニーズを特定できた後の「サポーティング」そして最後に顧客の意思を高める「クロージング」に分ける事により、プロセスごとにスキルとして統一化する事が可能になります。

また、このプロセスを統一化できる事で、MR同士の気付きを指摘し合う環境も整い、自然とスキル修得に競争意識が芽生える効果も生まれます。チームリーダー（所長/DM/AM）も面談同行時に自身の成功体験や勘で指導することが減り、PSSに則った指導育成が可能となります。

では、このスキルの習得は簡単なことでしょうか？

このスキルを活用するのは必ず異なるニーズを有している顧客が相手であり、前にも紹介したソーシャルスタイルを有しており、完璧に使いこなすことは多分、いやほぼ不可能に近いスキルであり、セールス部門に籍を置く限り、追い続け、そして習得を続けるスキルであると考えます。

だからこそ、組織の統一言語として重要となり、全メンバーが意識を持ち続ける組織の「ワンチーム」となる言語になります。

☑ プロフェッショナル・セリング・スキルと実績の関係

ここでは、共通言語として PSS を導入してから2年後の事例を示します。

組織のリーダー（所長/DM/AM）が PSS を理解した上で、MR 同行コーチングの活用度合いのアセスメントを行いました。その結果と四半期実績達成率との関係をみてみました。

◇アセスメント内容

PSS を用いた MR と医師との面談ロールプレイビデオを観察後に、リーダー（所長/DM/AM）として MR へコーチングを行い、そのコーチングが PSS に則ったコーチングになっているかを数値化しました。導入1年後と導入2年後のアセスメント結果でリーダー（所長/DM/AM）の理解度と指導活用度合いがどのように変化したかを示します。

次頁の図は PSS 導入1年後のリーダー（所長/DM/AM）の PSS スキルに沿った MR コーチング実践力アセスメントと、同様2年後のアセスメント結果です。

1年後のアセスメントの平均点数は9点（満点25点）でありスキルの理解や活用、そして定着に大きな課題があることが明確になりました。

2年後、同様にアセスメントを実施した結果、定着活用度

	1年後 アセスメント	2年後 アセスメント	成長（±）
A 所長	16	23	7
B 所長	14	16	2
C 所長	14		
D 所長	12	9	-3
E 所長	12	13	1
F 所長	11	19	8
G 所長	11	13	2
H 所長	10	16	6
I 所長	10		
J 所長	10		
K 所長	9		
L 所長	9		
M 所長	8	9	1
N 所長	8		
O 所長	8	10	2
P 所長	5	3	-2
Q 所長	5		
R 所長	4		
S 所長	3		
合計	179	131	24
平均	9	13	—

合いの平均点数は13点となり、同一リーダーの定着活用度合いはプラス4点の成長結果となりました。この結果からも組織へ共通スキルを共通言語として浸透させる難しさが理解できるかと考えます。

※2年後アセスメント空欄はリーダー（所長/DM/AM）の変更等により、同一人物としての評価が出来ないため空欄にしています。

　この組織のPSS浸透結果をどのように評価するかは賛否あると考えますが、継続してアセスメントを実施したリーダー（所長/DM/AM）10名の内、8名のリーダー（所長/DM/AM）が1年次よりアセスメント結果をプラスにすることが出来ました。このトレーニングを組織にインプットしていただいたパーソルラーニング株式会社（旧株式会社富士ゼロックス総合教育研究所）のPSSトレーナーの西川氏によると、PSSの運用・定着は非常に難易度が高く、スキルの定着には非常に時間が掛かるとの回答を得ています。この困難な定着化に対してプラスの成長は大きな成果であり、組織としての共通言語化の定着に比例しているとの回答もいただいています。

　さて、皆さんの本音として、スキルの習得度合いと実績との連動はどうなのか？　気になることだと思いますので、最も直近のアセスメント結果（2年後アセスメント）とアセスメントを実施した同一期間の計画達成率を示しましょう！

19名のチームリーダーのプロット

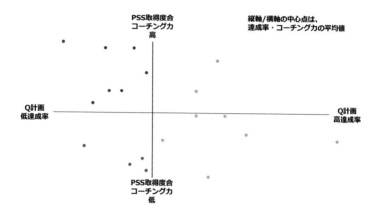

◇PSS　スキル取得と達成率

　共通言語のスキル導入2年後、リーダー（所長/DM）の MR指導コーチングと達成率の関係は2群に大別される結果を示しています。

　共通言語のスキルが存在しない組織が、PSSという共通スキルを習得することによって、組織に統一言語スキルが芽吹き始めている現象がそこに見てとれます。

　10名のリーダー（52％）の間で共通スキルを用いたコーチングが開始されていることを垣間見ることができます。

　しかしながら、このデータは組織内のスキル習得度合い、

コーチングへの活用の組織内の絶対評価値であり、コーチング力が高いレベルであるかは他組織と対比していない点を加えます。

　次にスキル習得からのコーチング力と達成率を見ていきま

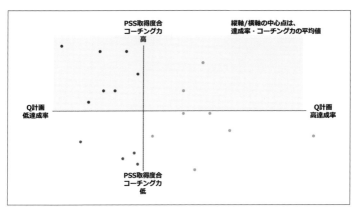

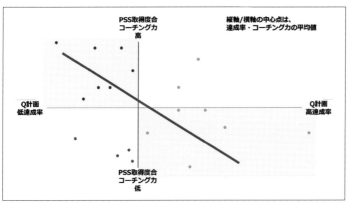

しょう。

　スキルを習得し、そしてそれを用いて MR に指導が出来
ている群は、四半期の計画達成率は平均より下回っており、
四半期計画達成率（横軸）の高い群のスキル習得コーチング
力（縦軸）は低いという事実が判明しました。

　この現象は共通言語のスキルの定着初期に必ず起きる現象
であるとも言われており、どの組織においても新しい「やり
方」を頭では理解出来ていてもどうしても自身が保有してい
る過去の成功体験、経験則がスキルより優先されることが原
因であると考えています。

　この２つの円の群は、A群はスキル習得コーチング力が平

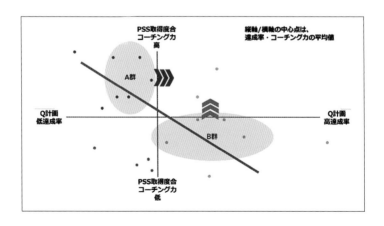

均以上、計画達成率が平均以下の群。B群はスキル習得コーチング力が平均以下、計画達成率が平均以上の群。

　この組織には大きな可能性も示しておきます。
　この2つの群に共通する点は、1年目と比して2年目のアセスメント結果がプラスになった8名がこの2つの群にプロットされています。2年間でのコーチング力向上が現在の成果になっており、この2つの群のリーダー（所長/DM/AM）は今後更に共通言語のセリングスキル習得から現れるコーチングに現状より高い成果を達成できることが示唆されます。

　さて、多くの組織には受け入れを拒否するリーダー（所長/DM/AM）層が必ず存在します。

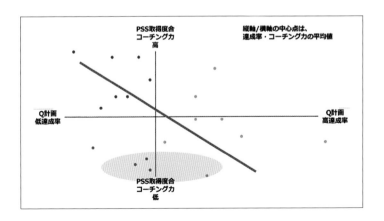

組織として１つの方向を明確に示し、進むことにその場では批判はしないものの、自身のチームに戻ると「あれはあくまでも研修であり、現場はそう簡単ではない！」とチーム員に対し、共通言語スキルを真っ向否定するタイプです。

　この組織では、4/19名（21％）がそのような共通言語スキルを真っ向否定するタイプのリーダー（所長 /DM/AM）でした。一様にこのタイプのリーダー（所長 /DM/AM）達には２つの共通点があります。

◇共通点
　　1．自身の過去の成功体験を美化しており、新たなスキルを受け入れず、自分自身の幅の狭い知識・経験で指導する（自身の保有しているスキルの方がMR指導力は高いと考える）。
　　2．新たなスキルの習得に部下（MR）より時間を要するため、自分がある程度習得出来たと実感するまで（少なくても部下より上に）、スキルを活用できない（時間経過とともに諦める）。

　経営学者アルフレッド・D・チャンドラーは、「組織は戦略に従う」という名言を残しています。かのP・F・ドラッカーも、「組織の構造はその目的を達成するための手段であり、構造への取り組みには戦略から入らなければならない」

とチャンドラーとほぼ同様のことを述べています。

　彼らの言葉は、「組織」は「戦略」が決まってはじめてそのあり方が議論され決定されるべきものである、という意味に他なりません。業績面等で不具合が生じるとすぐに「戦略」そっちのけで「組織」をいじって改革と称する経営者を目にしますが、これは感心しません。形式的な「組織」変更で業績の改善が見込めるなどと言うのは典型的な"絵に描いた餅"であり、「戦略」こそが魂として「組織」変更の根底になくてはならないからです。ドラッカーは組織論における３つの役割（Tasks）を示しており、社会への「貢献」と「成果」、そして「人間の幸せ」というキーワードをもとに、社会の中に存在する組織が何をすべきかを考えなければならないと説いています。

　ドラッカーは、組織を運営するマネジメント層が組織を機能させ、貢献へと導くには次の３つの役割（Tasks）を果たさなくてはならないと言っています。

1．自らの組織に特有の目的と使命を果たす
　　(the specific purpose and mission of the institution)
2．仕事を生産的なものにし、働く人たちに成果をあげさせる
　　(making work productive and the worker achieving)
3．自らが社会に与えるインパクトを処理するとともに、

社会的な貢献を行う

(managing social impact and social responsibilities)

　以上の３つの役割の中で、１番目の「自らの組織に特有の目的と使命を果たす」についてはあまり違和感はないと思います。製薬企業の使命には、「革新的な医薬品とサービスの提供を通じて新しい価値を創造し、世界の医療と人々の健康に貢献します」（中外製薬株式会社）、「先端・信頼の医薬で、世界の人々の健康に貢献する」（アステラス製薬株式会社）、「優れた医薬品の創出を通じて人々の健康と医療の未来に貢献すること」（武田薬品工業株式会社）等、企業の使命（ミッション）が明確に示されています。しかしながら、それぞれの会社組織にはそれぞれに**特有の目的**が存在します。それら特有の目的と使命を果たすことによって社会が成り立っています。また、それら**特有の目的**を果たすことによって企業の使命の達成に近付くことになり、この「**特有の目的**」こそが企業を成長に繋げている源と考えます。

　２番目の「仕事を生産的なものにし、働く人たちに成果をあげさせる」が、**仕事を通して組織メンバーが幸せを実感**することを示しています。組織の一員として仕事を通じて幸せを感じ、意味のある生産的な仕事を実行し、自らの責任を果たし成果をあげ、そのことで組織や社会に貢献することによって人間は自分の存在意義を感じるのです。

　3番目の「自らが社会に与えるインパクトを処理するとともに、社会的な貢献を行う」については少し説明が必要でしょう。組織が活動すれば社会に影響を与えます。組織は自らの目的や使命を果たすだけでなく、組織活動によって社会に与える影響も受け入れなければならないという事です。更に製薬企業組織としてこの意図を読み替えると、製薬企業のMR活動には、未だに顕在化されていない疾患の啓発活動を行う組織が数多く存在し、その活動により疾病に苦しんできた多くの患者さんに治療方法や診断法そして薬物治療の提案を行うことで、医療に貢献してきました。これこそが、広義の社会的貢献と言えます。人間を幸せにしてこそ「組織」です。

　ドラッカー経営学の根底にあるのは社会への貢献であり、仕事を通して人間の幸せを追求しているのです。ドラッカー経営学の集大成である『マネジメント』という本の「結論」の中に次のような言葉があります。

　「組織とは、個として、あるいは社会の一員として、貢献の機会と自己実現を得るための手段である。(Organization is the means through which man, as an individual and as a member of the community, finds both contribution and achievement.)」

これこそが、組織が求め続けていかなければならない事であります。

「組織にはそれぞれに**特有の目的**」「仕事を通して組織メンバーが**幸せを実感**」「**組織活動**によって社会に与える影響」を全て達成できる組織には必ずと言っていいほど「組織全体の共通言語そして追い求めるスキル」が存在しています。

　先に述べた「受け入れを拒否する」タイプのリーダー（所長 /DM/AM）たちに対しては、共通言語のスキルが何故この組織に必要なのか、PSS を用いたコーチングが部下（MR）のセリングスキルを高めることになり、最終成果である「達成できる」ことの道標となることを上層階のリーダー（支店長 /BU 長）がもっと丁寧に説明することが必要となります。

　ビジョン達成に向かう「戦略」「戦略を達成する実行力」「実行力を裏打ちするスキル」全てが連動しなければなりません。その為に「共通言語スキル」は重要であり、チャンドラーやドラッガーが説く、戦略と統一言語スキルを一体化した仕組みの構築も重要となります。

最強の営業組織 (High Performance Team) の作り方まとめ (福嶋)

「組織が人を活かし、人が組織を成長させる」その結果が最強の営業組織となると述べてきました。多くのビジネス書にはこのような掲載内容が多いと感じています。

ビジネス書の例

　営業個人の役割が目標を達成することだとしたら、営業マネジャーの役割は組織のパフォーマンスを最大化し、営業一人ひとりの目標達成に向けた後押しをすることである。シンプルに言い換えれば、強い組織と働きやすい環境をつくることである。

　つまり、営業個人や組織が目標達成をしていなかったとしたら、それは営業マネジャーの責任が大きいということである。その為に以下のポイントを押さえる必要がある。

1. 社内ナレッジを共有することで営業力を強化する
2. 営業プロセスを管理する
3. 社内の連携を強化する
4. 具体的な目標や計画を立てる

5．自立して行動できる営業を育成する

　私はこのようなビジネス書を決して否定はしません。リーダーになりたての時期に複数のビジネス書を買い漁り読みふける時がありましたが、述べている内容は全て合意できる内容であり、当時の営業推進部署からも同様の指示が出ていました。しかし、リーダーとしてどうしても"強い組織"へチェンジすることが出来ませんでした。

　多くのビジネス書に述べられている通り、組織としてのキーマンはチームリーダー（所長/DM/AM）であることは間違いなく、本書にも述べた通りです。

　従来のビジネス書の「営業マネジメントの施策」に先に述べた「ソーシャルスタイルの理解」「組織内に共通言語のスキルを有する」をプラスにすることで、組織独自の「最強の営業組織」に少しでも近付くヒントになれば幸いです。

✦ Point ✦
〜組織が人を活かす〜
■組織のリーダー（所長/DM）はソーシャルスタイル理論をしっかり理解した上で、チームメンバーにはスタイル別の指導・コーチングが重要と

なる。

■上層組織はリーダーのソーシャルスタイルを理解した上で、組織の成長過程のステージに応じた人材配置が重要となる。

～人が組織を成長させる～

■組織全体の「共通言語スキル」を有することで、育成・指導が均一化できる。

■「共通言語スキル」を定着化する為に、戦略と連動させる。

参考；会議の運営ポイント (福嶋)

「最強の営業組織の作り方」から「最強の営業組織の作り方まとめ」まで、「強い組織の作り方」に関し、いくつかポイントを絞り説明をしてきましたが、リーダー（所長 /DM/AM）が MR を鼓舞し継続性あるモチベーションを高める手法『会議体』に関し、少し追記し説明しましょう。

☑ 会議の在り方

組織には多くの会議体が存在していますが、読者の皆さんは会議に参加した後に「有意義な会議だった」と感じ、「会議で決定した内容を実際にアクションに起こした」ことはどれくらいあったでしょうか。私も何万回か会議に参加してきましたが、印象に残っている会議はあまり経験がありません。なぜ有意義でなかったのかを私なりに考えました。

☑ 有意義と感じなかった会議とは

- 一方向的な説明や報告だけの会議
- 話し合いが終わっても、何も決まっていない会議
- 結局、「鶴の一声」で話し合った内容が覆る会議
- 質問しても意見が出ずに、シーンとしている会議

106

- 居眠りやスマホをいじって上の空の人ばかりの会議
- 些細なことで開かれる会議

　このような会議に参加したメンバーは「今日の会議も時間の無駄だった」と言うのです。しかし、大きな問題は、主催者であるリーダー（所長/DM/AM）は、まったく無駄とは思っていないし、会議が終わったと安堵している現状にあると思います。

　つまり、「会議は無駄」ではなく、リーダー（所長/DM/AM）と参加者（MR）全員が無駄な会議にしているのです。そして、「無駄な会議」と言い続けながら、意見の食い違いから人間関係を壊したり、貴重な時間を浪費する会議が開催され、参加し続けているのです。

　皆さんは先に述べた「ソーシャルスタイルを理解しています」ので、既にコミュニケーション（相互理解）の取り方を会議体に加え、明日からの会議を有意義にしていきましょう。

1. 会議・ミーティングの目的は明確ですか？

　会議・ミーティングはどのような目的があるのでしょうか。終了時に何が達成されればいいかという目的によって、運営方法は異なります。効果的に会議・ミーティングを行うために、会議・ミーティング内容を目的別に確認しておきましょう。大きく分けると会議・ミーティングは以下の6つに

集約され、必要な要素は次のようになります。

- 評価するパート
  前回の会議時に決定した事柄に関し、うまくいったこと、改善が必要なことなどを振り返り、現状の進捗を評価する。
- 情報共有するパート
  顧客情報や営業進捗など、会議参加者が知っておくべき必要事項について共有する。
- 問題・課題を提示するパート
  現在、組織内に顕在化された具体的な問題や課題を取り上げる。事実（実績分析）や問題を引き起こしている事象を提示し参加者全員の問題・課題意識を統一化する。
- アイディア出しをするパート
  問題・課題意識を統一化し、どのような解決策がベターなのか、それは実現可能かどうかあらゆる視点について自由な発想を促し、アイディアを制限なく出し合う。
- 意思決定するパート
  考えたり話し合う上で必要な材料に基づき参加者で意見を交わし、決断に必要な情報を参加者と十分に共有した上で必要な決定をする。
- 参加者個別作業のパート
  この会議の連続性を自身の組織、チーム内でどのような形でブレイク展開していくかを個別に考え、作業させる

　時間。

　目的によって、会議・ミーティングで交わされる議論・対話の方向性も異なりますが、この６項目をアジェンダ作成時のポイントとしていただくと良いと言えます。また、会議進行の順番も上記の順で進めることをお薦めします。

　では、会議参加者側の視点も少し加えて考えてみましょう。

　皆さんが会議に参加する立場の場合、会議案内、特にアジェンダは会議何日前に送付していただきたいでしょうか？製薬企業の会議体の展開は、概ね月１回の本部会議→支店/BU会議→**営業所会議**といったカスケードダウンにより指示が連続的にブレイクされていると思います。ここでは、皆さんが主役ですので、営業所会議を考えてみましょう。

　私がトレーニングを主管している時に、MRへアンケートを実施した結果を示して説明をします。

MRアンケート結果

◆会議アジェンダは会議何日前までの案内が望ましいか？
　①10日前（11.5%）②７日前（52.8%）③５日前（18.3%）

④３日前（3.6％）⑤回答なし（13.8％）

◆アジェンダに関して何か伝えたいことがありますか（自由記載）
- 参加者に事前に準備することがあるのであれば、準備する時間が必要なので最低１週間前には案内がほしい
- 連絡事項や検討事項に関しては、事前に資料を送付して欲しい（事前確認した方が理解が深まる、自分の意見をまとめることが出来る）
- 今回の会議のポイント等をアジェンダ内に説明がほしい

◆会議全体に関し、何か意見があれば回答ください（自由記載）
- 所長の一方的な伝言に終始しており、会議ではない
- いきなり意見を求められて自身の回答を持っていない議論はやめてほしい
- もう少し、会議の準備をして会議に臨んでほしい
- １日を使った時間が無駄なように感じてしまう会議になっている
- だめだ！　の結論のみで何がだめなのかの議論も指示もない

このアンケート結果は我々リーダーにとって、かなりのダ

メ出しで当時ショックを受けたことを覚えています。しかし、この結果には会議を開催するオーナー役のリーダーにとっては、多くのヒントが隠されている内容だと理解できると思います。

　6つの会議目的、アンケート結果を連動させ、私は以下のような提言を皆さんにしたいと考えました。

　提言
①アジェンダ案内送付は会議「1週間前」を意識する事
②アジェンダ構成のポイントを意識する事（下記参照）
　　1．会議参加者に事前課題を提示し、会議前日までに提出を求める
　　2．当月の会議の目的・趣旨をアジェンダに、短い文章で説明を加える
③アジェンダ構成の際、議題内容と時間配分を充分考慮して時間設定を行う

◇アジェンダ例

<table>
<tr><td colspan="2" align="right">主催オーナー氏名</td></tr>
</table>

当月会議の「目的」を説明記載する

※ポイント
なぜ、その「目的」になったのか、背景や課題を明確に記載することが重要

●●月　会議アジェンダ

＜時間＞	＜目的別パート＞	＜進行役＞
9:00－10:00	評価パート	所長/DM
	情報共有するパート	
	問題・課題を提示するパート	
	アイディア出しをするパート	
	※事前課題と連動させる	
	意思決定するパート	
	参加者個別作業のパート	

事前課題提示

- 参加者に事前課題を何故依頼するのかを説明することが重要
- 議論を円滑に進めるために会議オーナーがテンプレートをアジェンダ
  送付時同時依頼する

会議参加者ルールを明示する

- 参加者に議論が安全な状態で展開することを提示すること
- 参加者の積極性を出させるルールにすること

✦ Point ✦

- 当月の会議目的や決定しなければならない項目を提示説明すること
- 提示説明は、理解できる事実を提示し、特に組織チーム内で起きている事象（参加者が全員把握していること）にフォーカスすること
- 目的別パート別に時間を設定すること、また進行役は可能であればMRファシリテーションも考慮すること
- 情報共有パートは必ず事前共有すること（会議2日前までに）で、当日の理解度が深まる
- 最終パートの「参加者個別作業」は可能な限り30分以上は時間を確保すること。時間が許すのであれば、参加者から発表させることも必要

　事前準備は大変な業務量になりますが、このプロセスを継続することでチームメンバーは会議の一番の目標である「何をやるのか、実行しなければならないのか」の理解が深まり、実行度が各段に向上します。そしてチーム力、成果も高まります。

　全ての目的別パートを組み入れる会議を行うと多分1日の時間では足りなくなりますので、この時間でやるべき事を

リーダー（所長 /DM）がどう優先付けるかもマネジメント力（何とかする力）になります。

　会議一つと考えるのでなく、チームメンバー（部下）を通じて成果を上げるための決して蔑ろに出来ないのが、会議体だと私は信じております。そして、チームメンバーがこの変化に気付き、考えたアクションに変化させることに繋がる大きな手段が会議体です。

次の質問で「自分は周りからどう見られているか？」①～⑨はAもしくはBを、⑩～⑱はCもしくはDを選択してください

		A	B
①	話すペースが	A：早い	B：ゆっくり
②	話すとき間を	A：とらない	B：とる
③	話すとき語尾が	A：きっぱり	B：ソフト
④	話すとき声が	A：大きい	B：小さい
⑤	話すとき	A：自分から話す	B：後から発言する
⑥	話すとき	A：結論から話す	B：順を追って話す
⑦	話すとき	A：まず自分の意見を言う	B：まずまわりの意見を聞く
⑧	話すとき	A：視線をしっかり合わせる	B：視線をソフトに合わせる
⑨	話すとき	A：質問へは即決	B：質問へは熟考
		（Aの個数： ）	（Bの個数： ）

		C	D
⑩	表情が	C：豊か	D：ポーカーフェイス
⑪	声に	C：抑揚がある	D：抑揚がない
⑫	身振り手振りを	C：交えて話す	D：あまり使わない
⑬	雰囲気は	C：カジュアルである	D：ビジネスライクである
⑭	使う言葉は	C：平易なものが多い	D：硬いものが多い
⑮	得意なのは	C：たとえ話やエピソード	D：情報・データ・数字
⑯	はじめは	C：まず人間関係を築く	D：すぐに仕事に取り掛かる
⑰	仕事のしかたは	C：周りと一緒に進めていく	D：一人で黙々と進める
⑱	気持ちが	C：顔に出やすい	D：顔には出ない
		（Cの個数： ）	（Dの個数： ）

上記の質問全てに応えたら、A, B, C, Dがそれぞれいくつあったか、数えて計算式に当てはめてください
Aの個数 − Bの個数 ＝ （　　　）❶
Cの個数 − Dの個数 ＝ （　　　）❷　　❶、❷を計算したらマップに点描しましょう

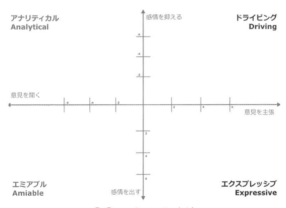

アナリティカル
Analytical

ドライビング
Driving

感情を抑える

意見を聞く

意見を主張

エミアブル
Amiable

感情を出す

エクスプレッシブ
Expressive

── ①②のプロット方法 ──

①はマップの横軸　数値マイナスは左、プラスは右
②はマップの縦軸　数値マイナスは上、プラスは下

出典：ソーシャルスタイルを診断するツール；株式会社
WOWOW コミュニケーションズ Homepage より抜粋

将来を見据えて：国内製薬企業がさらに成長を加速するために、賢くそれでいて大胆にスピーディーにビジネスを進めていく必要性（黒山）

Key Word

M&A、英語、グローバル人材

　まとめに入る前に、箸休めとして、筆者の医薬品産業における海外勤務経験について、少し紹介する。筆者は、2015年から２年間、シンガポールにおいてアジアパシフィック地域のオンコロジービジネスを担当した経験がある。その時の学びとしては、人種の多様性と各国の社員の生きるための必死さ、別の表現をすると彼らの厚かましさに気づかされた。当時、複数の新製品の上市をすでに経験し、医薬品のマーケティングおよび戦略についての知見を深めていたため、ビジネススキルとして多くの学びがあったというわけでは正直なかったが、チームのメンバーやアジアの各国々の社員の積極性そして厚かましく自己主張することや、自身のプレゼンスをアピールする姿勢には、学ぶべきところが非常に多かった。特に自分がなりたいポジションを社内で見つけると、その採用マネージャーに直接コンタクトを取り、自分自身を売り込む姿を何度も見て、日本人的に上司との相談で自分のキャリアを決めていくスタイルは時代遅れだと感じたし、上

司が部下の人生を考え、ポジションをその人のために獲得できるほどの視野と実力を持っていないケースもほとんどだと感じる。自分のキャリアを、他人にゆだねてはいけない。自分で、自分のキャリアは切り開くのみであると改めて感じた海外経験であった。そして、もう一つ、日本人の仕事における表現は謙虚すぎると思う時がある。海外のリーダーは、本人の実力の有無には関係なく、時には経験に基づいた知見が無くても、根拠がない自信を振りかざし積極的な発言、リーダーシップを発揮しているケースが多く見られた。日本人的には、少し受け入れがたいその図々しさも、グローバル市場で生きていくためには、当然であるということも感じた。それ以来、筆者も時には根拠がない自信を振りかざし、チーム、組織をリードするスタイルを、自分のリーダーシップの一部に取り込んだことを懐かしく感じる。ここで伝えたかったのは、大きな仕事を達成したい場合、コツコツと積み重ねポジションを獲得し、そして何かを達成することも日本人的には美徳だが、実力は後からつけるものとして、厚かましく自己アピールし、たとえストレッチなアサインメントだとしても、仕事上のポジションを獲得してから学びながら何かを達成するというスタイルも日本人にはもっと必要であると感じる。結局は、ストレッチなポジションでの経験がその人の成長を後押しするからである。そして、言うまでもなくコミュニケーションはいつの時代でもビジネスの基本である。日本語と同じレベルで、自分の言いたいことを英語で伝える

ことが出来ることは、グローバルビジネスをドライブする上では必須である。もし、英語でのコミュニケーションに課題を感じる方は、英語力を常々鍛えることを毎日のルーチンに入れてみてはと考える。筆者も、英語のボキャブラリーとナチュラルな表現を増やし続ける必要性を感じているので、毎朝 Breaking News English や CNBC の YouTube を聴きナチュラルな表現を増やすルーチンを続けている。

　それでは、本題のまとめに入る。賢くそれでいて大胆かつスピーディーに製薬企業は何をすべきか？　これまでの章で述べてきたことは、製薬企業が勝っていく上で重要な知恵であると筆者らは信じている。しかしながら、現状の延長線上の打ち手である感は否めないとも感じている。何故なら、結局のところ、製薬企業の競争力の源泉は、新製品のパイプラインに依存している部分が大きいからである。そのためには、M&A そして新医薬品の他社からの獲得が、最もインパクトのある打ち手である。近年も、2008年の武田薬品による米国のオンコロジー領域に注力していた Millennium 社の買収に始まり、2019年に成立したアイルランドの希少疾患領域を得意とするシャイアー社の買収があった。武田薬品が今後成功するかどうかについては、見守る必要があるが、その戦略的にフィットしたパイプラインの獲得という点においては評価すべきである。また、日本の製薬企業だけではなく、古くはファイザーによる抗高脂血症薬リピトール獲得のためのワーナー・ランバードの買収や、2009年にはブリス

トル・マイヤーズ社が、ブロックバスターである免疫チェックポイント阻害剤のオプジーボの獲得のためにメダレックス社を買収したこともあった。近年、米国のFDAが承認した新薬のうち、自社の研究開発の努力による創薬の結果であったケースは、かなり少なく限定的である。ほとんどのケースは、買収や他社からの獲得などのディールの結果である。このように、製薬企業の大胆でスピーディな打ち手としては、パイプラインを充足させるための企業買収そして他社からの獲得の推進が重要である。企業買収に関しては、投資銀行の協力と、時には日本政府のバックアップが必要になってくるだろう。2004年の、フランスのサノフィ社によるアベンティス社の買収には、フランス政府の強力なバックアップがあった。当初、スイスのノバルティス社がアベンティス社の買収の筆頭候補として話が進んでいたが、フランス国籍のアベンティス社が、スイス国籍のノバルティス社に買収されてしまうと、フランス政府としての法人税収入の大幅減や雇用の創出という観点で懸念があり、フランス政府はこのディールに介入し、フランスのサノフィ社によるアベンティス社の買収を後押ししたと言われている。このような、表立っての政府の介入は珍しいかもしれないが、いずれの国の政府も、影ながらではバックアップしているのである。日本の例では、マスコミをにぎわせた日産におけるCEOのカルロス・ゴーンの追放も、もし日本政府のサポートがあったことが事実であれば、フランス国籍のルノー社に日産を買収されない

ようにする国としてのバックアップであることは明らかである。まさに、現代の国同士の経済戦争の象徴である。製薬企業が勝ち続けるためには、新製品パイプラインの増強、そしてそのための企業買収などが、賢くそれでいて大胆かつスピーディーにビジネスを進めていく上での一つの答えであると信じている。武田薬品のシャイアー社買収などの事例を見ても、組織の Top である CEO のリーダーシップ次第、武田薬品の場合はフランス人 CEO のリーダーシップにより組織の打ち手の大胆さ、スピードが上がったことが分かる。そのようなグローバルリーダーが、日本人の中からも出てくることを切望してやまない。少し余談ではあるが、何故、日本の医薬品産業において、ソフトバンクの孫さん、楽天の三木谷さんそしてユニクロの柳井さんのようなグローバルリーダーが出てこないのだろうか？　医薬品産業に加わる人材の質の問題か？　グローバル人材の育成のための教育の問題か？規制産業だから、国に守られているからか？　その答えを知ることは、日本の製薬企業の発展のために非常に重要であり、筆者らは、続編において打ち手も含めて解説したいと考えている。拙書を読んでいただいた読者の中から、一人でも多くの方々がグローバル人材そしてグローバルリーダーを目指していただけることを期待し、ここに執筆を終える。最後まで、駄文にお付き合いいただき深謝する。

以上

黒山　祥志 (くろやま　しょうじ)

1994年に国内ビール会社の医薬品部門に入社し、医薬品ビジネスの門をたたいた。その後MR、オンコロジー領域のマーケティングを経験。MBA取得後、外資系製薬企業へ転職し、オンコロジー、感染症、肺高血圧症、新製品の幅広い領域において、プロダクトマネージャー、マーケティング部長、営業部門長、アジアパシフィックリージョンのリーダー、新製品企画部門長、営業・マーケティング統括本部長など重責を経験した。医薬品ビジネスの初期開発段階から新製品の上市、ライフサイクルマネジメントまで幅広い知見を持つ。

福嶋　伸容 (ふくしま　のぶひろ)

1983年に国内製薬会社に入社し、「プロパー」から「MR」への医薬品産業の営業変革期を経験し、その後外資系製薬企業に転職した。MR、所長、支店長等の現場役職、営業企画部長、営業推進部長、人材トレーニング本部長、ストラテジック・ビジネスオペレーション本部長、営業管掌取締役などオペレーション機能での重責を担った。プライベートでは、母校青山学院大学体育会ラグビー部のコーチングを4年間経験している。「部下を通して成果を上げる」"How to"に対し、学生から社会人にまで通用する幅広い知見を持つ。

医薬品ビジネスの実践

2021年5月8日　初版第1刷発行

著　　者　黒山祥志
　　　　　福嶋伸容
発行者　中田典昭
発行所　東京図書出版
発行発売　株式会社 リフレ出版
　　　　　〒113-0021　東京都文京区本駒込 3-10-4
　　　　　電話 (03)3823-9171　FAX 0120-41-8080
印　　刷　株式会社 ブレイン

© Shoji Kuroyama, Nobuhiro Fukushima
ISBN978-4-86641-362-4 C0034
Printed in Japan 2021

本書のコピー、スキャン、デジタル化等の無断複製は著作権法上での例外を除き禁じられています。本書を代行業者等の第三者に依頼してスキャンやデジタル化することは、たとえ個人や家庭内での利用であっても著作権法上認められておりません。

落丁・乱丁はお取替えいたします。
ご意見、ご感想をお寄せ下さい。